心はなぜ腰痛を選ぶのか

サーノ博士の心身症治療プログラム

THE MINDBODY PRESCRIPTION: Healing the Body, Healing the Pain by John E. Sarno, M.D.

J・E・サーノ 著
長谷川淳史 監訳
浅田仁子 訳

春秋社

謝辞

本書を著すにあたり、たいへん多くの方々のお世話になりました。ご多忙中時間を割いて本書の原稿を読み、さまざまなコメントを寄せてくださったフランシス・アンダーソン、ジム・カンポベロ、スタンリー・コーエン、アーリン・ファインブラット、マリオン・ハート、ルース・インバー、アイラ・ラッシュバウム、エリック・シャーマンの諸氏。また、長年わたしとともに治療に取り組み、無意識の精神力学についてわたしの理解を大いに深めてくださった治療チームの心理療法士の皆さん。ここに感謝の意を表したく存じます。

妻マーサ・テイラー・サーノは、医学書執筆や編集に携わってきたキャリアを活かし、きわめて有益な意見を多数聞かせてくれました。

アリス・マーテルに出会えた幸運にも心から感謝しています。彼女は神経が細やかで如才なく、しかも非常に有能な著作権エージェントです。刊行に至るまでおおむね順調に進みましたが、それでもわずかながら問題が発生した際には、その解決にご尽力いただきました。

スーザン・サッフスは『サーノ博士のヒーリング・バックペイン』の編集者であり、本書の元編集者でもあります。一緒に仕事をしていてこんなに楽しい人物はいませんでしたが、中途で転職を決め、ワーナー・ブックス社を去ることになりました。しかし、運命の女神は再びわたしに微笑んでくれたようです。スーザン・サンドラーが新たに編集を担当してくれることになったのです。こちらのスーザンは昔ながらの、いかにも編集者らしい編集者です。文体や構成を適切に修正していただき、感謝の言葉もありません。いくつかの箇所は、もし彼女の手が入らなかったらどうなっていたかと、思い返すだに冷汗が出ます。

最後になりますが、秘書のメアリー・オーランドにもぜひお礼をいいたいと思います。執筆作業の仕上げを受けもってくれた彼女は、疲れを知らないタイピストであり、その能力はコンピュータにも負けないほどです。分厚い原稿、それにおびただしい数の変更を前にしても常にユーモアを失うことのなかったメアリー、君には脱帽せざるをえません。どうもありがとう。

はじめに

痛み、身体の障害、誤った情報、恐れ――この四重奏が長年欧米諸国を苦しめており、その勢いはまったく衰える気配もない。背腰部、頚部、四肢の痛みは猛威をふるい、統計にもその蔓延ぶりははっきり現れている。アメリカの産業社会における腰痛障害は年々拡大するばかりだ。

コンピュータ作業に携わる従業員を数多く抱える産業は、**反復性ストレス障害**（ＲＳＩ）という疼痛疾患が新たに出現したせいで、重大な身体障害と健康保険の問題に悩まされるようになった。また、何百万というアメリカ人、特に女性が、強い痛みを伴う原因不明の線維筋痛症に苦しんでいる。こうした症状を診断・治療するために巨大な医療産業が勃興してきたが、状況にあまり変化は見られない。

本書はこの蔓延する痛みを取り上げ、どのような臨床経験を通して原因を突きとめるに至ったかを述べ、その治療法を紹介するものである。残念なことに、主流医学はまだ本書の診断を認めていない。この診断が、身体症状は心理現象によって誘発されるという理論を基盤にしているためだ。しかし、医療専門家ではなくとも、知性のある一般人には、この考え方は広く受け入れられつつある。そういう方々は、伝統的な医学教育の押しつける先入観に囚われていないからだろう。

腰痛や四肢痛の流行ではまだ足りないとでもいうかのように、現在もかなりの数の身体疾患を、この疼痛症候群の「等価疾患」として認めざるをえない状況にある。というのも、それらはいずれも同じ心理的プロセスから生じてくるように思われるからだ。腰痛などに伴って生じることの多いこうした疾患は、欧米ではすでにありふれたものとなって久しい。たとえば頭痛、胃腸症状、アレルギー症状などがそうであり、さらには呼吸器系、皮膚、泌尿生殖器や婦人科系の症状も例外ではない。

これらのほとんどが心因性――すなわち、心に発症原因があるということ（これを明らかにするのがわたしの目的である）――だとしたら、恐るべき規模の健康問題が発生していることになる。その医学的影響、人道的影響、経済的影響は一目瞭然、枚挙にもいとまがない。

本書は感情と病気と健康に関するものであり、この三者の関係について述べ、健康を増進し特定の身体症状と闘うために何ができるかについて述べている。その基になっているのは、二四年間にわたって緊張性筋炎症候群（ＴＭＳ）という心因性疾患を治療し成功を収めてきた臨床経験だ。この症候群に関する最新情報を紹介するつもりだが、わたしの主張の最大のポイントは、感情が身体機能におよぼす影響にある。

この感情と身体の関係は二〇世紀前半、西洋医学に受け入れられる一歩手前まで来ていたが、その後ひどく叩かれるようになる。こうした時流が生じた原因は、精神分析理論に人気がなくなったこと、実験室での研究に対する関心の高まり、医師に心理学的問題を敬遠する傾向が見られるようになったこと（医師は自らを人体専門の技師だとみなしている）などだろう。二〇世紀も終わろうという現在、身体医学界にも精神医学界にも、抑圧された無意識の感情が身体症状を引き起こしていると考える医師はほとんどいない。精神分析医だけは臨床医としていまだにこの概念を捨てずにいるが、精神医学界や一般的な医学界に対する彼らの影響は限られたものでしかない。身体医学の世界でこの概念を支持する専門医は皆無といっていいくらいだ。

主流医学の無関心はさておき、「心身相関関係」については数多くの論文や書物が書かれてきた。冠状動脈疾患や高血圧症などの病態と心理的要因とを関係づける綿密な研究も行なわれている。精神分析以外の分野に属する研究者で、無意識の感情を身体疾患の原因だと認めている人物がひとりだけいると聞いている。本にはストレスや怒り、不安、孤独、憂うつなどについていろいろ書いてあるが、そこではどの感情もすべて、意識領域の自覚感情として論じられている。また、症例の中には、椎間板ヘルニア、線維筋痛症、反復性ストレス障害など、内在する構造的な病態を悪化させるものとして、これらの感情を取り上げているものも多い。

昨今、フロイト批判が流行っていることを考えると、わたしが自分の考え方の源流はフロイトの臨床上の観察と理論にあると公言するのは、わざわざ叩いてくれといっているようなものかもしれない。しかし、これは、結果的にそうなったというだけの話であって、そもそもわたしはフロイトの正しさを証明しようとして研究を始めたわけではない。今なお発展途上にあるわたしの考えは、臨床での観察結果から生まれたものであり、心身相関関係に関する先入観から出発したものではない。わたしは診察を続ける中で、患者の身体症状は、フロイトの患者の場合と同じように、無意識内に抑圧された強い感情に直結した現象であることに気づいたのだ。わたしの考えは、ほかに、三人の精神分析医の考え方に依拠している。そのひとりフランツ・アレキサンダーはシカゴ精神分析研究所の創始者で、二〇世紀の心身医学においてパイオニア的な業績を残した。ハインツ・コフートは「自己心理学」と呼ばれる体系を概念化し、「自己愛憤怒」の重要性を指摘した。スタンリー・コーエンは、わたしが研究している心身症（ＴＭＳ）は一種の防衛機制であり、抑圧された恐ろしい感情から注意をそらすための回避戦略であるというきわめて重要な見解を示した。

本書が取り組むのは、抑圧された無意識の感情によって発症する身体疾患である。非常に特殊な疾患であるため、正確な診断が可能で、治療成績もたいへん良い。

ＴＭＳは現在のところ、アメリカだけでなく、おそらく西洋全体においても、心因性疾患としてはもっともありふれたものである。拙著『サーノ博士のヒーリング・バックペイン』（邦訳：春秋社）刊行以来、ほかにも痛みを伴う重要な健康問題が出てきているが、これらもまた、ＴＭＳが別の形で現れたものである。

本書は三部から成っている。第一部はこうした疾患を引き起こす心理状態を取り上げている。中に架け橋ともいうべき章があるが、ここでは、感情が原因で発症する病態の精神神経生理現象、すなわち、感情が脳を刺激して身体症状を発生させるプロセスを説明している。この架け橋を渡り終えると（というほど実際には骨の折れることではないが）第二部だ。第二部では、わたしが心身医学の世界に身を投じるきっかけとなったＴＭＳを始め、よくある胃腸障害、頭痛、アレルギー、皮膚疾患など、心理的要因によるさまざまな身体疾患について述べている。

第三部はこうした疾患の治療法を論じている。

付録には心身症（精神身体症）の特に学究的側面を重視したものを収めてあるので、参考にしていただければと思う。

最後にご注意いただきたいことをひとつ。以下はわたしの臨床経験と、そこから得た理論を述べたものだ。まずは正規の医師の診察を受け、重篤な疾患の可能性がないことを確認していただきたい。ご自分の症状が心理的要因によるものだと判断するのはそれからである。

第三部　心身症の治療

第9章　治療プログラム——情報の力

序　章　現在に至るまで

まるで凄まじい勢いで増殖するガンのようだ。わたしが医学部を卒業してからこの方、西洋の先進諸国ではあらゆる種類の身体の痛みが非常な広がりを見せている。アメリカにおけるこの疾患の診断と治療は、今や巨大産業にまで成長した。背腰痛だけで国の負担は年間七〇〇億ドルにも達し、手根管症候群など昨今流行りの疾患も加えると、その数字は二倍に跳ね上がるだろう。こうした疾患の蔓延があまり人々の口に上らないのは、おそらくその多くが命に関わるような問題ではなく、また、これらの疾患がもたらす経済的、社会的、心理的惨状について十分な認識がないからだろう。致命的ではないという点だけが唯一の救いではあるが、これらの疾患によって受ける身体的・心理的障害は、一般に恐ろしいと思われている他の病気に勝るとも劣らない。たとえば、下半身に麻痺があっても十分なリハビリテーションを受ければ、実質的に普通の生活を送ることができるようになる。しかし、慢性的な重い痛みを抱えている場合、普通の生活はまず無理である。仕事どころか、身体を動かすことすらほとんどできなくなる。

ここで当然こんな疑問が湧いてくるだろう。何が原因で、どういう経過をたどってこういう事態になったのか？　何百万年にわたる進化の末に、人類の身体はいきなり不調に陥ってしまったというのか？　人体にはもともと構造的欠陥があって、この四〇年の間にそれが明らかになったというだけのことなのか？　この痛みが身体の構造異常によるものでなければ、現在の蔓延をほかにどう説明すればよいのか？

腰、背中、首、肩に発生する痛みを診るようになったばかりの頃、わたしはその診断と治療をしていて非常にやりきれない気分になり、また苛立ってもいた。従来の診断と保存的（非手術的）治療法では、矛盾だらけの不本意な結果しか得られないのだ。患者に診断と治療法の根拠を説明する間、自分の説明は生理学的にも解剖学的にも筋が通っていないという気がして、身の置きどころがなかった。一九〇四年にさかのぼるが、多くの医師が痛みを伴う筋肉の疾患を問題にしたことがある。病名は、線維筋痛症、筋筋膜炎、線維組織炎、筋線維炎など、さまざまだったが、誰ひとりその正確な病理と原因を特定することはできなかった。そんなこんなで患者に接するわたしの態度は変わり始めた。背腰痛の原因は何も明らかになっていないと思うことにしたのだ。ほどなくして、異常が発生している肝心の組織は筋肉だということを突きとめた。首、肩、背中、腰、臀部の筋肉に何かが起きていた。

背骨の構造異常——老化による通常の変形、先天的な異常や歪みなど——はX線撮影で簡単に確認できるため、たいていの医師は、そのせいで痛みが発生していると診断した。筋力の衰えや筋違い、捻挫のせいで痛みが発生すると信じていた医師もいる。さらに、腰、背中、首、肩に痛みが出ると、腕や脚にも痛みやその他の神経症状が出ることが多いため、腕や脚につながる脊髄神経の近辺に構造異常が見つかれば、どうしてもその構造異常に原因を求めてしまう。その診断が科学的に正確なものであるかどうかなど考慮もしない。しかし、病歴聴取と理学検査を入念に行なうと、原因だとされた部位には問題がなく、骨や椎間板の異常では所見の説明がつかないと判明することが多かった。それでもやはり痛みの原因は背骨にあるとされた。

やがて、畑違いの人々の間に思いもよらない提携関係が生まれた。長年、医師から非科学的だとして激しく批判されつづけてきたカイロプラクターが、徐々にではあったが、背腰部を診断し治療する同業者として受け入れられ始めたのである。カイロプラクターはかねがね背腰痛の原因は背骨の構造異常だと主張していた。医師も同じことを信じていたわけだから、カイロプラクターが背腰痛治療共同体のメンバーになっても当然といえば当然だった。この治療共同体の顔ぶれは、カイロプラクターのほかに、オステオパス、自然療法医（物理療法の専門家）、整形外科医、神経科医、神経外科医、理学療法士、鍼灸師、キネシオロジスト、運動やマッサージを取り入れた特殊なプログラムを用いる数々の治療者といったところである。このメンバーに共通しているのは、背骨やその周辺の筋肉は不完全で損傷を負いやすく、特定の物理的介入を必要としていると考えている点だ。そうした物理的介入の中でも、外科手術は特に思い切った処置であり、同時にもっとも頻繁に行なわれる処置でもある。

痛みの多くは何らかの構造異常による炎症——**その性質はいまだ解明されていない**——によって起きるとされているために、処方されるステロイド系および非ステロイド系の薬の数は半端ではない。

現在、背腰痛の治療には数多くの診断プログラムや治療プログラムが用いられているが、今やアメリカでは慢性疼痛の診断・治療は巨大産業に成長しているため、現行の治療法のどれであれ、その適用が一時的にでも中断されると、経済的な大混乱を招くことになる。しかし、正確な診断と治療が行なわれるようになれば、厖大な額の医療費を削減することができるのである。

一九七〇年代初頭、腰、背中、首、肩の痛みが社会に蔓延していくさなか、わたしは従来の診断の有効性を疑い始めた。当然、治療法の有効性にも疑いをもつようになった。詳細に観察すると、主に痛みが出ている組織は、後頭部から臀部にかけての背腰部の筋肉であることがわかった。つまり、ある特定の症状を線維筋痛症、線維組織炎、筋線維の痛みなどと名づけ、その病態を長年にわたって説明してきた人たちの主張は正しかったということだ。わたしはさまざまな文献を研究し、患者との臨床経験を重ねていくうちに、これらの疾患も、わたしが緊張性筋炎症候群（ＴＭＳ）と名づけた疾患に属するものだと考えるようになった（ＴＭＳ、すなわちTension Myositis SyndromeのMyositisは、筋肉の生理学的変化を指す）。ＴＭＳは痛みを伴う筋肉の変化であり、無害である。

しかし、腕や脚に出る神経学的徴候や神経症状については、どう考えたらいいのだろう。背骨に生じた構造異常による圧迫か、他の医師がやたら引き合いに出す不可思議な「炎症」のせいかもしれないと考えた時期もあった。けれども、そう考えると矛盾が増すため、筋肉の痛みを引き起こしているプロセスが神経症状も引き起こしていると結論せざるをえなくなった。それにしても、そのプロセスとは？

患者の病歴を聴取するとき、医師は手順どおりに過去に経験した疾患や症状、現在かかっている疾患や症状について訊ねる。わたしは、痛みを訴える患者の八八パーセントに、胸焼けや胃潰瘍の前駆症状、裂孔ヘルニア、大腸炎、痙攣《けいれん》性大腸、過敏性大腸症候群といった軽度の胃腸障害のほか、緊張性頭痛、片頭痛、湿疹、頻尿など、緊張が原因で生じる症状の病歴があることに気づいた。すべての医師がこうした疾患を心理現象や情動現象に結びつけて考えているわけではないが、わたしは家庭医としての臨床経験と自分自身の病歴から、この考え方を受け入れるのに何の違和感もなかった。たとえば、わたしは長年にわたりたびたび片頭痛に襲われていた。もちろん片頭痛の前駆症状である例の〝閃光〟も必ず見えた。そんなわたしに、抑圧された怒りが原因ではないだろうか、といってくれる人がいた。そこで、次に〝閃光〟が見えたとき、わたしは腰を落ち着け、自分はどんな怒りを抑圧しているのだろうかと考えてみた。あいにく答えは出なかったが、**生涯で初めて〝閃光〟後に出るはずの片頭痛が出なかった**。これは、片頭痛が情動現象によって起きることを証明する強力な証拠だった。

こうしたことから必然的に、背腰部の筋肉の痛みは感情によって引き起こされる身体症状と同類だと仮定するに至った。そして、この仮説を検証するために、「あなたの痛みは〝緊張〟から来るものだと考えられます」と患者に伝えて観察すると、驚いたことに、この診断を受け入れた患者は回復したのである。診断を受け入れなかった患者の症状には変化が見られなかった。

当初、わたしのところに来た患者には皆、理学療法を受けてもらっていた。その際わたしは担当のセラピストに、「理学療法は症状を一時的に軽減するものであって、完全に回復できるかどうかは患者さん自身が病気のプロセスの本質を認識するかどうかにかかっています」と患者に伝えるよう指示していた。改善したのは、診断を受け入れた患者だった。これはわたしの片頭痛体験によく似ている。症状の発生に感情が関わっていると認識することで、なぜか症状が消えたのだ。わたしがこの非常に興味深い不可思議な現象が起きる理由を理解するには、このあとまだ何年もの歳月が必要だった。

当時、患者に「〝緊張〟が痛みの原因だと思います」と伝えるのはなかなか難しかった。医師という医師がこの考え方を馬鹿にした。身体症状を「心の問題」のせいにされれば、侮辱されたと思うのが普通の反応だ。わたしはこの軽蔑的なニュアンスのある「心の問題」という言い方だけは、何としても避けていた。もっとも患者自身はよく使っていたようだが。ともあれ、ときには緊張と痛みの関係について満足のいく説明ができることもあったが、わたし自身が精神力学についてよく理解していないせいもあって立ち往生することも多かった。そういうときは、TMS患者に共通する性格特性について話し、なぜそういう性格が緊張や不安につながるのかという話をした。さらに、こうした不安は感情として現れるのではなく、身体症状として現れ、仕事熱心な人、まじめで責任感が強く、神経質、完全主義の人がこのTMSにかかりやすいという説明をした。**緊張**とは何かを臨床的に定義づけることはできなかったが、この言葉が患者にはいちばんわかりやすかった。**心理的問題**とか**情緒的問題**という表現も、患者自身に何か妙なところがあるといっているようで適切ではなかった。**心身症**《サイコソマティック》という言葉も、痛いのはそう思っているだけで本物ではないという意味に取られることが多いため、避けた。こういう困難な状況ではあったが、それでもTMSの診断を下しつづけると、治癒率は大幅に上がり始めた。やがて、この疾患の本質が理解できたと思えるようになり、改善する患者と改善しない患者をかなり正確に予測できるようになった。

痛みの発症部位が首であれ背中や腰であれ、理学検査を行なうと、たいていどの患者にもある特定の筋肉に触診による圧痛点が見つかった。たとえば、本人は腰の右側だけに痛みを感じているときでも、触診すると、両肩の最上部（上部僧帽筋）、腰の両側のくびれ（腰部傍脊柱筋）、両臀部外側（臀筋）に圧痛があった。どの患者を調べても必ずこの三カ所の筋肉に圧痛が見つかるという事実は、この症候群が中枢神経（脳）に端を発しているのであって、局部的な構造異常によるものではないということをはっきり示していた。

一九七〇年代半ばには、わたしはひとつの結論に達していた。四肢の痛みを併発することも多い、この首、肩、背中、腰の疼痛症候群の大半は、心理状態によって引き起こされたプロセスの結果であり、典型的な心身症である。すなわち、心理的要因によって身体の特定の組織に発生した反応が、痛みや神経症状になって現れる疾患だということである。

これはどういう種類の反応なのだろうか。理学療法では、患部を奥まで温めたり（超音波による温熱療法）、深部マッサージを施したり、活発に動かす運動をしたりした。その結果、ほとんどの患者が少なくとも一時的には改善したと報告した。こうした治療法は患部の血流を増加させることがわかっているので、当然、症状の原因は問題の組織に流れる血流の減少だという結論に達した。血流をコントロールするのは、中枢神経系のサブシステムである自律神経系だ。ほかにも自律神経系が介在している心身症はたくさんある（胃十二指腸潰瘍、大腸炎、片頭痛、緊張性頭痛）。これほど単純なことだったとは！　脳内の何かがこのプロセスの始動を決定すると、自律神経を司る中枢が活性化し、一〇〇〇分の何秒かの間に患部の血流が減少する。つまり、その組織が酸素欠乏の状態になる。これが、ほぼ間違いなく発症の原因である。一九七五年、二人のドイツ人研究者が腰痛患者の筋肉細胞核に軽い酸素欠乏の徴候を発見したが、それは私の説を裏づけるものであり、また、一九八〇年代にはスウェーデンのリウマチ学者グループが医学雑誌に報告した研究結果も同様だった。

症状について論理的な説明が成立したので、わたしは酸素欠乏によって痛みが生じるという前提で診察を続けた。さらにいえば、仮に脳が誘発するその他のプロセスが原因で痛みが生じていることが証明されたとしても、最終的な治療の対象は明らかに脳であって、局部の組織ではなかった。

わたしは自分の患者に、背中や腰にはまったく何の問題もありませんと伝え、この痛みは無害であり、身体ではなく心を介して治療しなければなりませんと説明した。気づき、洞察、知識、情報がこの疾患を治す魔法の薬だった。それ以外に治す方法はなかった。

一九七九年、わたしは患者を集めてＴＭＳの身体面・心理面の詳細を講義するようになった。論理は明快だった。情報が薬なら、それを提供できるように自分の治療の進め方を改善していかなくてはならない。今やこの講義は治療プログラムにとって不可欠なものとなり、のちに完治した患者の八〇〜九〇パーセントは、この講義だけで治ったといってもよさそうだ。

一九八〇年代初期のわたしの見解を如実に表わしているのが、次の手紙だ。これは、『ニューヨーク・タイムズ』のコラムニスト、ラッセル・ベイカーが「潰瘍はどこへいった？」と題して発表した一九八一年八月一六日付けコラムに対する返事である。氏が関心をもってくれるかどうかはわからなかったが、同年九月二三日に投函した。

拝啓

何ごとにも造詣が深い貴兄のこと、過日のコラムで疑問を発しておられた潰瘍発症数の減少について、本当の理由の解明にも関心がおありではないかと考えました。胃十二指腸潰瘍は、コラムでも正確にリポートされておられましたが、とてつもない緊張の存在を反映する身体疾患のひとつです。同類の悪さをするものとしては、大腸炎、痙攣性大腸、緊張性頭痛、一般的なアレルギーなどがその代表といえるでしょう。しかし、医学界の目を逃れているものがもうひとつあります。別の姿を装って生き延びているといった方が適切かもしれません。かつて全盛を誇った潰瘍になり代わって出てきたという意味で、非常に重要なものです。なぜこのような転換が生じたのか、たいへん興味深い話なので、これについて以下に認《したた》めました。潰瘍の役目を引きついだ疾患とは、ほかでもない、ごくありふれた腰痛（あるいは首や肩の痛み）です。これまで長年、腰痛は背骨やその関連組織に生じた何らかの欠陥が原因で起きるとされてきましたが、これはいうなればカムフラージュで、診断にはなるほど都合がよく、見事に医師やその他の治療者を煙に巻いてきました。ところが実際には、腰痛は潰瘍の原因と同じ系統の神経系が過敏状態になって起きるのです。これを促進するのは、おなじみのお化け、緊張です。

わたしはあくまでも真剣にこれを主張していますし、医学論文にもまとめて発表しています。それでも多少気楽な気持ちでいられるのは、腰痛の場合、相当な痛みがあったり強度の障害が生じたりしていても、内部で進行しているプロセスは非常に穏やかなものだからです。少なくとも、出血したり穴があいたりしてかなり厄介な状態になる潰瘍に比べれば、はるかに穏やかな反応だといえます。ここに挙げた疾患はすべて同類で、いずれも緊張が身体症状として現れるというプロセスをもっていますが、これはまさに心身症の定義そのものです。ただし、心臓麻痺はさらに深刻な精神身体プロセスの現れであり、胃十二指腸潰瘍と同等に扱うことはできません。

さて、なぜこのような転換が生じたか、です。これを理解するには、緊張を身体症状に変えて表現するのは意識の目を欺《あざむ》くためであることをまず理解しなくてはなりません。**緊張状態**になったとき**緊張していると感じる**のは妥当な反応であるにもかかわらず、脳は、緊張していると感じるのをひどく不快で耐えがたいことだとし、それくらいなら身体のどこかが悪くなる方がまだ社会的にも受け入れられるに違いないと決め込んでいるのです。そこで脳は神経回路をわずかに細工して、精神的に参っている態度や行動に出るかわりに、何としたことか、腹痛やら腰痛やらを発症させるのです。潰瘍が姿を消さざるをえなくなったのは、それがニセモノで正体は緊張だということ、潰瘍はもはや社会的に受け入れられないということに誰もが気づき始めたからです。

腰痛が緊張に相当する症状であるのは今も昔も変わりませんが、現代医学が出現するまではこの症状が特に注目されることはありませんでした。「これだ、これならうってつけだ」と脳は思ったのでしょう。腰痛なら誰もが文句なく**身体**の疾患だと認めますから、緊張の代役にこれ以上ふさわしい役者はいません。潰瘍にはもう価値がなくなり、突然腰痛が、緊張という軍隊を先導する新たな極秘の旗手として脚光を浴びたのです。

そういうわけですから、誰に訊ねても背骨や腰を痛めた話のひとつやふたつ出てくるのは当然です。腰痛の発症率同様、西洋の**ホモサピエンス**のあらゆる部位における痛みの発症率が、この二〇年ほどの間に驚くほど上昇する一方で、信用をなくした潰瘍はいずこへやら消え去ろうとしています。

興味深い話だとお思いになりませんか？

数日後に以下の返事を受け取った。氏の了承が得られたので、ご紹介する。

拝復

実に興味深いお話、ありがとうございました。おかげでわたし自身の「腰痛」にもいくばくかの光が差したようです。わたしがこの苦痛に襲われるのは、四、五時間もタイプライターの前に座って、いわば、読者のために物書きを演じたあとです。どうもうまく書けていないと自覚しているとき、殊に痛みます。

先週、息子の引越を手伝う機会があったのですが、背中や腰がこんな調子なので二、三時間で退散するよ、と彼にはいっておきました。ところが、やってみると引越作業は結構楽しいものでした。荷物を取り出す、持ち上げる、引きずるといった類で頭を使いませんし、気持ちのいい田舎の空気を吸いながら、すっかりリラックスした気分で作業するわけですから。結局その日は一〇時間働きづめで、片づけが終わってやっと、朝から忘れていた腰のことを思い出しました。それも、ひと言つぶやいて終わりでした。おや一日中何ともなかったぞ。

敬具

ラッセル・ベイカー

一九八一年、わたしは身体に現れた症状は不安の代役だと信じていた。のちに考え方を少し変えると、疾患の実体をはるかによく理解できるようになり、したがって、治療効果も増大した。微妙ながら重要な点が変わり、無意識の心理的現象には身体症状が**必要だ**、と考えるようになったのである。

もちろん、潰瘍はどこかへ消え去ってしまったわけではない。現在では、胃の中の細菌によって発症するとされている。しかし、わたしは、潰瘍はやはりストレスによって発症する疾患であり、細菌はプロセスの一部として関わっているだけだと考えている。潰瘍は以前ほどありふれた疾患ではなくなっているし、発症率も疼痛症候群ほどではない。

一九八二年、わたしは自分の患者を対象に最初の追跡調査を実施した。調査対象は、カルテを使って一九七八年から八一年までに治療を受けた患者から無作為に抽出した一七七名で、痛みの程度や動作能力について訊ねた。その結果、七六パーセントが正常な生活を送っており、実質的に痛みがなくなっていた。一四名はいくらか症状が改善し、二八名（一六パーセント）は治療が失敗に終わったと考えられた。

この患者たちについては二点の重要な事実に注目していただきたい。ひとつは、わたしの診察を受ける以前に、患者のほとんどが長い間背腰痛に苦しんでおり、多種多様な治療を受けてきたということである。中には外科手術を受けた者もいたが、ひどい症状は依然として残っていた。もうひとつは、診療の予約をする前に患者を選別していないということである。一九八七年以降は、わたしの治療プログラムに適しているかどうかを審査するために、予約を求めてきた患者にインタビューを行なっている。この疼痛症候群を抱えた患者の大半は、身体症状が心理的要因によって引き起こされるという考え方を受け入れない。わたしの治療法で結果を出すには、診断の受容が不可欠であるため、こういう患者にわたしの治療プログラムを適用しても得るところはない。現在では予約を求めてきた患者の約半数を受け入れている。こうした選別には批判もあるが、批判者にはお断りしておきたい。これは、外科医がわざわざ外科手術をする必要のない患者を手術しないのと同じことだ。わたしも、治療の成功が充分に見込まれる患者だけに取り組む特権を行使している。わたしは自分のためだけにそうしているのではない。こうすることによって、治癒の可能性のある患者が無駄な出費をしないですむようになり、悪化を防ぐことができるようになるのである。

一九八七年以前にはこの選別を行なっていなかったにもかかわらず、同年に実施した二回目の追跡調査で、一九八二年以降わたしのプログラムによる治療効果は上昇していることが明らかになった。この調査ではやや厳しい条件を設定し、CTスキャンで椎間板ヘルニアが確認された患者を対象とした。椎間板ヘルニアという構造異常は、腰の外科手術を行なう格好の理由とされているが、わたしの臨床経験では、これが痛みの原因になっているケースはほとんどないことが証明されている。条件を満たす患者から無作為に抽出した一〇九名にインタビューした結果、治療を受けてから一～三年後で、九六名（八八パーセント）が正常な生活を送っており、痛みがなくなっていた。一一名はある程度症状が改善し、まったく変化がなかったのは二名だけだった。一九八二年の調査をはるかに凌ぐ改善率である。

何が功を奏してこのような改善結果が得られたのだろうか。ひとつには、わたし自身がTMSの本質の指導に熟練してきたことで、診断を下す際に自信がつき、患者をうまく勇気づけられるようになったということがある。さらに、一九八五年に理学療法の処方を止めたこともある。わたしが組んでいたセラピストは皆、自分が治療している疾患の本質を明確に認識し、痛みは身体的要因ではなく心理的要因によるものだという考え方をいっそう説得力のあるものにしようと熱心に取り組んでくれたが、患者の中には身体の治療に集中し、口先ではわたしの説を理解しているふうなことをいいつつ、プラシーボ効果――効果があったにしても――を得ているだけの者がいたからだ（**プラシーボ効果**とは、盲信によって得られる治癒で、通常一時的なもの）。もうひとつ、さらに微妙な点だが、治療が成功するかどうかは、身体に向いていた関心を心に向けられるかどうかにかかっているのに、治療者が週二、三回の身体的治療を奨めることによって、患者の注意を身体に集中させてしまうということがある。理学療法によって得られる利益より、その潜在的なマイナス要因の方がはるかに大きかった。理学療法の中止は調査の改善結果に重要な影響を与えているとわたしは信じている。

三回目の追跡調査はまだ実施していないが、現段階で一九八七年の結果をさらに上回っているはずだ。TMSの心理プロセスについてわたしが飛躍的に理解を深めたからというだけでなく、選別法を採りつづけているおかげでもあると考えている。

ある医学論文のために同僚の精神分析医スタンリー・コーエンと共同研究を行なっていたとき、彼が「身体症状は、ひょっとしたら不安の身体的表現ではなくて、精神分析医のいう防衛機制が機能した結果ではないだろうか」といった。身体症状は不安の身体的表現であるというのは、わたしが長年取り組んできた仮説だ。防衛機制という言葉は、そのメカニズムを考えると、多少誤解を招く恐れがあるような気がするが、それはともかく、防衛機制が働く（この場合は、身体症状が現れる）のは、当人の注意を心から身体にそらし、無意識下の（抑圧された）ある感情に気づいたり向き合ったりするのを**避けようとする**からである。抑圧の役割をこのように新たに解釈したことは非常に画期的な出来事だった。わたしがこの問題に取り組み始めてから一五年後のことである。

この考え方はわたしの診断と完全に合致したというだけでなかった。わたしは初めて、なぜこの疾患のプロセスを学び受け入れるだけで症状が改善するのか、そのわけを知った。イリノイ州ピオリアに住むある読者はTMS理論に関する拙著の一冊を読んだのだろう、わたしと話をしたこともなければわたしの診察も受けていないのに、完璧に症状が消えたという。その理由が今はっきりした。謎は解けた。プロセスの内容を患者が受け入れるやいなや、脳の戦略は効力を失うのだ。TMSが脳の誘発するプロセスであることはずっと以前からわかっていたが、なぜ脳がそのようなことをするのかは謎だった。身体症状が現れるのは、隠しておきたい感情から注意をそらそうとするからであり、秘密裡に行なっていた操作を暴くことによってその操作には終止符が打たれ、痛みが消える。このプロセスが今明らかになったのである。そして実際にそのとおりのことが起こっていた。

心身相関関係に関するこの考え方は二四年間の臨床経験の総決算ではあるが、実は、本論にとっては出発点である。それは痛みを診断し治療してきたわたしの経験から発展してきた考え方ではあっても、痛み以外の数多くの病態とも関係があるはずだ。それどころか、なんらかの心身症を抱えていない人などいないだろう。そういう症状のひとつやふたつ経験しないで一生を終える人は、いたとしても非常に稀だろう。というのも、身体症状は進化の現段階における心の体系を映し出しているからだ。非常に重要なのは、こうした症状が、心と身体は切り離せないものであることを示している点である。両者は相互に密接不可分な関係にある。人間の疾患の病理は心の役割を要因として織り込まないかぎり究明することはできない。ごくありふれた疼痛症候群と取り組んできたわたしの経験からでも、病気に潜む心理的要因を無視することの愚かさがはっきりとわかる。心は脇役のこともあれば主役のこともある。病理のこの特質を無視するのは、疾病における微生物の役割を無視するのと同じくらいの怠慢だ。

それにしても、脳に働きかけてまで、激痛やぞっとするような神経症状を身体に発生させなくてはいけない恐ろしい感情とは何なのか？　この問いに対する答えは、そうした疼痛症候群を理解する基盤となるだけでなく、あらゆる心身症を理解する基盤となるものである。

葛藤は、モザイクのような人間の心を象徴するさまざまな要因から生じ、常に無意識領域で暴れまわっている。この葛藤が発達して耐えがたい感情になると、耐えがたいがゆえに抑圧される。こうした不快な感情は認めてもらおうとしてあがくらしく、心はこの感情が意識上に浮上しないように何かしら手を打たなくてはならなくなる。その結果、心身症が発症する。本書は、この不快な感情の性質と内容を調べ、なぜ心が心理的混乱を身体の痛みで隠そうとするのかを解説するものである。

心はなぜ腰痛を選ぶのか——サーノ博士の心身症治療プログラム

第一部　心身症の心理と生理

第1章　心身症の心理——ふたつの心が織りなす物語

ＴＭＳとその等価疾患は心理現象が引き起こすものである。となれば、当然、心身症の心理から説明すべきだろう。この疾患はいわゆる病気ではなく、心理的な目的を叶えるために脳が誘発する症状だ。以下に紹介するモデルケースに思い当たる読者も多いのではないだろうか。

たとえば、二〇代から三〇代くらいの独身女性がいるとしよう。修士号、博士号の有無はともあれ、自分の選んだ専門分野で研究を続けようとしている。それまでの家族関係は良好だったのか、普通、あるいは最悪だったのか、ともかく、不快感や苦痛を伴う子供時代の記憶が蘇ってくることがある。愛情面は、異性愛者か同性愛者かは知らないが、いずれにせよ順調とはいいがたく、結婚すべきか別れるべきか悩んでいる。家庭をもちたいのかどうか、自分でもよくわからない。経済的な問題を抱えているかもしれない。事情はさまざまで、片親あるいは両親（ときには兄弟姉妹）が悩みの種になっているかもしれない。

現実の日常生活にはプレッシャーになる要因がごまんとある。悪いことに、それを何とかうまく処理しよう、できれば完璧に、と躍起になっていたり、「いい人」でありたい、誰からも好かれたい、いざというとき頼りになる人でありたいという抑えがたい欲求に駆り立てられていたりする。

次はこの女性と同年代で、既婚女性の場合。最初はうまく行っていた結婚生活も、今は最悪の状態かもしれない。結婚したことで、それまで経験したことのなかったプレッシャーがどっと押し寄せてきた。専門の研究で昇進したくとも、それに必要な時間を割くことは難しい。健康にも自信がなくなってきた。結婚生活に問題があればあるだけ、ストレスも大きくなる。うまくやっていく努力はしているのか。相手の選択を誤ったのか。理想の相手なんて見つかるのか。時は流れ、気がついたら子供を作りそこなっていたなどということになっているかもしれない。

次はさらに複雑な場合。子供がひとりかふたりいる。仕事をもっていれば、プレッシャーは並大抵ではないだろう。専業主婦でも、子供が生まれると生活は激変する。世話好きで、母親業をきちんと勤め上げようと思っているなら、なおさらだ。仕事はあきらめるべきか。子供にとってどうするのがベストか。自分にとってはどうするのがベストなのか。一般に思われているのとは逆に、子供の存在は結婚生活のストレスを増加させる。今や愛をささやき合ったり愉快に遊んだりする時間もほとんどない。若い夫婦の気楽な生活はどこかへ行ってしまった。赤ちゃんがいれば、両親がぐっすり眠れる夜などめったにない。親であるがために年々新たな責任が加わり、同時に自由を縛る拘束が増えていく。これはもちろん父親にも母親にも当てはまる。もっとも父親の方が「金を稼ぐは夫の務め、子供の世話は妻の務め」などという信条をもった亭主関白であるような場合は、話は別だ。

あるいは、子供の六、七人はあたりまえというような、大家族制度を旨とする文化伝統の中で育ってきた人もいるだろう。大家族は大好きで、負担になど思ったことがないのに、しかし、どういうわけか腰痛が出るようになってきた(たまたま几帳面で、とんでもなく心配症ではある)。

以上のモデルケースでは、なぜ人生のマイナス面ばかりが取り上げられているのか。誰でも意識の上では逆境に善処しようとするが、日常生活のプレッシャーは無意識下に内的反応を引き起こす。この反応については、本人はまったく気づいていないというのが心理の現実である。身体症状が出るほど内的反応に悩まされているときですら、無意識下の反応には気づかずにいる。感情の生まれる世界にはふたつの心が存在する。自分でよくわかっている意識の心と、非現実の国ともいうべき無意識の心である。この無意識の心が、実は、人間の生活や行動に対して意識の心以上に強い影響を与えている。意志の決定は意識の心が取り仕切ると思っている人が多いが、実際には、無意識下にある情報も含め、これまで学んできたことや過去に感じたことすべてを参考にして行なわれるプロセスだ。

では、ここで時を何十年か先に進めてみよう。今度は四〇代後半、五〇代、六〇代の場合。子供たちは成人して、すでに独立している。人生の目的や意義を見失っているかもしれない。これまで結婚がうまく行っていなかったとしたら、今後さらに悪化することだろう。罠にはめられたような気持ちになって別れたいと思うが、諸々の事情があって――経済的事情であることが多い――それもできずにいる。今まで自分らしい人生を精一杯生きてきただろうかと考え始める。そして、意外に思うかもしれないが、その年齢になっても、両親に対する強い反感がいまだに残っているのである。消えるどころか、ずっと抑圧されたまま、身体症状を引き起こす。

子供のいない人の場合、心のずっと奥深くで自分は子供をもつ幸せを奪われたと感じていれば、その思いが限界を超えたときに身体症状が現れる。

年老いた両親にたいへん手が掛かるという場合、心のうちに厖大な怒りが湧いてくるのも無理はない。だが、自分ではそのことにまったく気づいていない。父母を心から愛しているにもかかわらず、無意識の怒りは自然に発生する。それが限界に達すると、症状が現れる。

退職は、男女の別に関係なく、一般的に「健康に悪い」とされている。地位を失い、生活パターンやライフスタイルが変化すると、ほぼ間違いなく不快な内的反応が生じて、心や身体の症状となって現れる。

夫の退職が原因で、専業主婦の妻に激しい感情が芽生えたりもする。これからは夫が起きている間はずっと顔をつき合わせていくことになる。日に三度も食事の用意をしなくてはならない。「一〇代の子供をまた抱え込んだような気がする」といった女性もいた。

その夫が病気にでもなると、内的な怒りは一〇倍に跳ね上がる。どんなに夫を愛していても関係ない。無意識は論理などおかまいなしであり、思慮深いということもまずない。病気になる前から結婚生活がぎくしゃくしていれば、状態はさらに悪化し、心の内なる怒りもさらに増す。

さて今度は、学校を出立ての若い未婚男性。自分に合った仕事になかなか就くことができずにいる。あるいは、仕事の腕は立つのだが、ひどくプレッシャーのかかった状態にある。長時間の勤務をこなし、成績も出しているのに、昇進の可能性がまったく見えない。あるいは、自立できるだけの稼ぎがなく両親と同居せざるをえない状況にあるのかもしれない。そうした状況は、父親（あるいは母親、兄弟姉妹）との関係に問題があったりすると、とてつもなく辛いものとなる。

女性のことで悩んでいる場合もあるだろう。少なくとも、いっしょにいてくつろげる相手を見つけたい。時には相性の悪い相手とデートすることもある。好かれたい、受け入れられたいと思うあまり、中途半端なところで妥協しているわけだ。自分には充分な魅力がないと思い、その結果、自分の水準以下の相手に甘んじていることもある。そして、心の奥底で自分のことをダメなやつだと感じている。これが怒りの原因にならないことがあるだろうか。

同性愛者で、パートナーがエイズ検査で陽性と出たというようなこともあるだろう。あるいは、これまで恋人がいなかったが、できれば欲しいと思っているかもしれない。カミングアウトしていないので、上司も両親も知らないし、実は自分でも定かでなかったりする。

三〇代半ばの既婚者で幼児が二人いる場合。小さな会社の経営者、あるいは会社員で、仕事は順風満帆だが、心配性なのは子供の頃から変わらない。ひどく神経質で傷つきやすく、他人に傷つけられやしないかといつも怖れている。常に自分を卑下し、誰からも好かれる人間にならなくてはいけないと思い、助けを求められたら手を差し伸べ、骨を折ってやったあとも、あれで充分だったか、自分はちゃんと「いい人」だったかと思い悩む。いつでも自分が有能であることを示さなくてはいけないという気がしている。不安だという自覚もある。パニック発作に襲われたこともある。不思議なのは、こういう実態を知っている人が周りにほとんどいないということだ。外から見るかぎり、精神的に強そうだし、行動も断固たるところがあり、体つきも堂々たるものだったりする。

子供の頃から身体を動かすことが大好きだったという男性の場合。テニス、ランニング、バスケットボール、バレーボール、スキーと、何でもござれだった。数年前に結婚、子供はまだない。勤務先は広告代理店、あるいは法律事務所か。上司が厳格で、いつも気が抜けない。妻がそろそろ子供が欲しいというようになったが、自分ではその時期かどうか自信がない。一年前に軽い腰痛を経験し、MRIで椎間板ヘルニアが見つかった。今では、これまで大好きだったスポーツをするのも怖く、抑うつ状態は悪化の一途をたどっている。

そろそろ五〇に手が届くという男性の場合。仕事は順調そのもので、経済的にも安定しているが、つい新しいプロジェクトに手を出したり、これまで経験のないことに挑戦したくなるという性癖がある。どうもリラックスするとか、達成感に浸るということができない。最近、身体にあれこれと症状が出るようになった。

若い頃からゴルフに目がなく、殊に勝敗がはっきりする試合が大好きだという男性。妻が一緒にスポーツができたらいいのにといい出した。ところが妻はゴルフにはとんと興味がなく、テニスならいいという。妻が喜ぶならとテニスを覚えようとするのだが、どうもうまくこなせず、好きになれそうもない。久しぶりに腰が痛み始めた。

あるいは、ある工場で勤続二〇年という人の場合。仕事のことは何でもわかっていたが、監督が変わって何かにつけ口を挟まれるようになり、業務上の決定権も取り上げられた格好になった。加えて、本来ならもっと若くて経験の浅い連中に回すような仕事をやたらいいつけられるようになった。このところどうも身体の調子が良くない。

同じ頃、同じ課で一年前から同じ業務を担当していた若い社員が首と腕をひどく傷めたらしく、この二、三カ月頻繁に病欠を繰り返すようになった。その男と話してみてわかった。彼はこの仕事が好きではなかったが、給料が良いために辞められないのだ。彼は妻帯者で、子供が三人いた。

七〇歳の老人の場合。一年前、生涯を捧げてきたビジネスを一族が売却してしまった。自分の反対意見は顧みられなかった。確かに連中は資金運営の責任者ではあるが、自分はこのビジネスの創設を可能にした技術の提供者ではないか。ここ半年ほど臀部に激痛があり、医師は原因を見つけられないでいる。そんな調子なので、二ブロック以上は歩けない。悪化すれば歩くのもままならなくなりそうだ。

以上、いくつか症例をスケッチしてきたが、どれにも当てはまらない読者もいるかもしれない。例を列挙したのは、本書の主要メッセージのひとつを強調するためだ。すなわち、誰にもプレッシャーのひとつやふたつはあり、そうしたプレッシャーに対して内的反応が生じ、その内的感情に対する反応として身体に症状が現れるのは特別なことではない、といいたいのである。日常生活のプレッシャーに対してどれだけ意識的に反応しても、無意識下には、別の反応の生じている世界が存在する。当人はそうした無意識の感情にはまったく気づくことがないため、当然それらをコントロールすることはできない上に、その感情があまりに威嚇的で恐ろしいので、脳は反射的に身体に症状を引き起こし、危険な感情が意識に浮上して顕在化するのを避けようとする。これが心身症の症状が現れる仕組みであり、この症状が西洋社会に蔓延しているのだ。ただし、心身症は精神疾患や情緒障害があるということではない。精神異常だの精神錯乱だのと考えると、とんでもない医療過誤を招くことになる。

感情的な心（プシケー）の構造

ジークムント・フロイトは無意識という領域に関する概念を打ち出し、その無意識への感情の抑圧について研究した。心因性の身体疾患（つまり、感情によって引き起こされる疾患）は抑圧された不快な感情、恐ろしい感情が原因で発症するとわたしは信じている。したがって、わたしの理論は、精神分析の基本概念に根差したものといえる。もっとも、わたしは精神分析の訓練を受けていない上、この疾患の研究を始めた当初は、この疾患に心理的性質があるとは予想だにしていなかった。しかし、研究中の症状を総合すると、それらは心理学者が無意識と呼ぶ領域、当人がまったく気づくことのない心理的領域に端を発したプロセスの結果であり、身体に現れた症状は無意識の感情に対する反応であることがすぐに明らかになった。そういうわけで、心理学界や精神医学界についても当然いえることだが、フロイトがいなかったら、この疾患についてもいまだに真相を模索しつづけていたことだろうと思う。もしフロイトが無意識への抑圧という概念を発表していなかったら、この症状は「神経のせいにでもせざるをえず、治療をどう進めたらいいのか皆目見当もつかなかったことだろう。

フロイトは感情的な心には三つの要素があると考えた。それらは〝超自我〟〝自我〟〝イド〟と翻訳された。交流分析ではこれらを〝親〟〝大人〟〝子供〟としている。わたしの理論を教えるには、後者が望ましいと思う。

〝親〟というのは、ことの善悪や、望ましい振るまい、道徳的・倫理的な行為を教える心の部分である。この親は意識の心にも無意識の心にも住んでいて、心因性の身体疾患においてきわめて重要な役割を果たしている。良心と同義であり、完全主義者やわたしのいう「善良主義者」を育てようとする。善良主義者には、人を喜ばせたい、いい人でありたい、感じのいい人でありたいという強い衝動がある。人との衝突を避け、問題の仲裁役になり、常に周りに気を遣い、たとえ自己犠牲を強いられてもいつでも人の手助けをしようと心掛ける。人から好かれたいという気持ちが非常に強く、当然、嫌われることを恐れている。

完全主義者は勤勉でまじめ、責任感があり、業績志向・成功志向が強く、心配性である。極端な完全主義者になると、自分の専門分野で傑出するだけでは飽き足らず、責め立てられるようにして新たな努力目標を捜し求める。

〝大人〟も意識の心、無意識の心の双方で機能する。仲裁役であり、指導者であり、船長である。最善の活動状態を維持し、外的・内的危険から当人を保護するのがその役目だ。無意識領域の大人はある特定の状況に対して反射的に反応することがある。したがってその決定は、意識領域の判断基準に照らすと必ずしも論理的・理性的ではない。無意識の精神機能に見られるこの非論理性は、心身症を理解する上で非常に重要だ。感情の領域はふたつの心に分かれている。無意識が意識より優勢になる場合は稀ではない。TMSとその等価疾患は、その無意識が優勢になった状態の一例だ。

最後は、〝子供〟である。認識できない心の部分だが、日常生活では物事の決め手となる役割を担っている。もちろん、無意識領域にしか存在しない。もしこれが意識領域にいたら、のべつ幕なしに気まずい思いをすることだろう。本物の子供のように、快楽志向が強く、自己中心的、依存的で無責任、愛嬌はあるが、非論理的・非理性的なことが多い。しかし、本物の子供と違うのは、この子供が四六時中怒っていることだ。自分では弱くて劣っていると思っていて、「だって、まだ子供だもん」という調子でいるが、その実、手強い。親とは衝突しどおしで、この闘いが心身症にとってきわめて重要な意味をもつ。

身体症状の発現につながる一連の出来事を理解するには、二〇世紀の卓越した精神分析医ハインツ・コフートの提示した概念が不可欠だ。コフートは、子供という捉え方ではなく、どんな人の内部にもごく幼い自己というもの――発達の度合いはさまざま――が存在するとし、専門用語で**自己愛**と呼ばれる自己中心志向は、多少とも粘着型の自己には普通に見られる特徴であり、適切に発達すれば正常で健全なものに育つと信じていた。彼は自己愛がまったく未発達の状態から完全な成熟に至るまでのようすを一本のライン上に表わして理論化し、自己愛は誰もが手放そうとしないものであり、健全たりうる可能性を秘め、環境さえ整っていれば成熟した形の自尊心に育っていくと主張した。

しかし、わたしが特に関心をもったのは、コフートが自己愛憤怒について言及している点だ。コフートは、人格障害のある人は幼年期に激しい怒りを溜め込み、それを解消できないまま大人になったと主張する。そして、この激しい怒りを「自己愛憤怒」と名づけ、幼少時の発達期に体験した情緒的外傷がこの憤怒の原因ではないかと提言する。わたしは、こうした憤怒は誰にでもあるのではないか、もっと詳細にいえば、この本質的に自己愛を追求する自己は誰の心にも住みついていて、それが抑圧されるために怒りや憤怒が発生するのではないか、そして、その怒りや憤怒が心身症の原因になっているのではないかと考えた。これについては次章で詳述する。

以上を予備知識として、ここからは身体症状を発生させる無意識下での出来事について厳密に検討していきたいと思う。

無意識下の抑圧と憤怒

無意識下の憤怒には三つの原因が考えられる。

1. 幼少時に発生し、今に至るまで発散されていないもの。
2. 自ら課すプレッシャーによるもの。強迫観念の強い人、完全主義者、善良主義者に多い。
3. 日常生活での実際のプレッシャーに対する反応。

預金口座にたとえて説明しよう。怒りの預金は子供時代だけでなく、生きているかぎりずっと続く。この口座からは預金の引き出しが行なわれないため、怒りは溜まる一方だ。そのうちに怒りは憤怒となる。これが危険レベルに達し、あわや意識上に噴出するという状況になると、脳は痛みなどの身体症状を引き起こして注意をそらし、感情の大噴火を避けるのである。

次のケースはこのプロセスを如実に、かつ印象的に伝えている。ここまで重症で衝撃的な病歴をもつＴＭＳ患者はそういないだろう。それでもこのケースを取り上げるのは、これによって痛みと抑圧された感情との関係が非常に明快になるからだ。

ヘレンからの手紙

ヘレン（仮名）の腰痛を首尾良く治療し終えて数カ月経った頃、ある出来事を綴った手紙がヘレンから届いた。彼女は四七歳のとき、幼い頃と一〇代の頃に自分の父親から性的虐待を受けたことを思い出し、近親相姦を乗り越えてきた成人女性が集うサポートグループに参加することにしたという。最初の集まりのあった日、腰が痛み始めたが、わたしの治療プログラムを経験していたので、痛みが発生する心理的な原因はわかっていると自分にいい聞かせ、気にしなかった。その後に起きた出来事は、ヘレン自身の言葉で語ってもらおう。

「集まりに出かけていくと、参加者はわたしのほかに六名いました。わたしは、抑制していたといいますか、ほとんど初対面の人たちに対して、いっさい気持ちをぶつけたり一緒に落ち込んだりしないようにしようと心掛けていました。このグループが本当に自分に合っているか、まず見きわめなくてはと思ったのです。ところが、何とか距離を保つつもりだったのに、集まった女性たちがわたしと同じように虐待によってどれほど苦痛を味わい人生を狂わされたかを聞くうちに、すっかり打ちのめされてしまいました」

その後二日間、痛みは徐々に激しさを増し、とうとうベッドから這い出すこともできなくなったという。痛みのせいで何もできなくなったのだ。いつも支えになってくれている夫に、自分は痛みの心理的なねらいを理解しているのになぜこんなに痛いのかと訴えた。ひどく取り乱し、どうしてTMS理論は効かないのかと詰め寄った。

夫が答えた。「四〇年も抑えていた怒りを今ぶちまけようとしてるんだよ」。ヘレンはそのあとのことをこう語っている。

「それを聞いて、わたしはいきなり泣き叫び始めました。涙がこぼれたなどという生やさしいものではありません。〝腰が痛くてつらいわ〟というような静かな悲しみの涙なんかじゃありません。今までこんなにつらくて深刻な涙を流したことはありませんでした。止めようにも止まらない涙。怒り、憤怒、絶望の涙でした。気がつくと、こんなことを口走っていました。お願いだからわたしを何とかして。出てくるつもりなんてなかったのよ。怖い。怖いの。わたしをちゃんと大事にして。傷つけないで。手首を切ってしまいたい。お願い死なせて。逃げなきゃ。もうたくさん――こんな言葉があとからあとから出てきて、止められないのです。そして夫はそんなわたしをじっと抱きしめていてくれました。ありがたかった。わたしは泣きながら、自分の思っていることを声に出して叫びながら、文字どおり道筋のようなもの、管のようなものが腰から目へ通じたように感じていました。泣きながら、痛みがその管を通ってほとばしるように流れ出していくのを**はっきり感じて**いました。それは何とも不思議で、奇妙で、驚きに立ちすくんでしまうような感覚でした。わたしにはわかりました。しっかりわかりました。そのときわたしが感じていたのは、大事にしてもらえなかった子供のわたしが感じていたこと、恐怖、悲嘆、孤独、恥じらい、おぞましさでした。わたしは泣きながらあの頃の自分に戻り、そのときからずっと抱え込んだままの感情に気がついたのです。幼いわたしは、そういう感情を抱くのは頭がおかしいせいだと決め込んでいました。「頭がおかしい」ではひどすぎるというなら、変だというしかない、そう思っていました。わたしは自分の身体から逃げ出し、二度と幼い頃の感情を感じまいとしていたのかもしれません。でも、感情はずっとそこに留まっていて、わたしに押し寄せ、あふれ出したのです」

ヘレンには、手紙の一部を引用させていただき、とても感謝している。引用部分には、TMSとその等価の身体反応の背後にあるプロセスが完璧に説明されている。以下の重要ポイントがはっきり示されている。

1．幼少時に発生した感情は永遠に無意識下に留まり、一生の間に精神症状や身体症状となって現れることがある。

2. 憤怒、悲嘆、恥辱など、苦痛を伴う、厄介で恐ろしい強烈な感情は無意識下に抑圧される。

3. 抑圧された感情は常に意識に浮上しようとしている。つまり、無意識を抜け出し顕在化して、はっきり意識される状態になろうとする。

4. 精神症状であれ身体症状であれ、その症状の目的は、心から身体へと注意をそらすことによって、抑圧された感情が意識上に浮上するのを妨げようとすることである。これは回避戦略である。

ヘレンのケースではこの四点がすべて説明されている。原因は承知していたにもかかわらず、二日もしないうちに痛みは激しさを増した。ヘレンはTMSについて知っていたので、抑圧されているものが何であるかを理解することによって通常は痛みを食い止められるとわかっていた。しかしこのケースでは、苦痛を伴う強烈で恐ろしい感情が次から次へと意識上に浮上しかかったために、それができなかったのだ。感情があがきつづける間、痛みはその度合いを強め、意識への浮上を阻止しようと必死に抵抗した。しかし、ヘレンの感情はいつまでも発露を否定されたままではいなかった。**やがて感情が意識上に噴出すると、痛みは消えた。**痛みは目的を失った。任務遂行は失敗に終わったのだ。

実際にはどんな症例でも脳の戦略はしくじらない。うまく感情を抑圧しつづけるために、痛みはしつこく続く。しかし、わたしがチームを組んでいる心理療法士がいうには、ヘレンのケースと似たような反応は、あそこまで劇的ではなくても、治療がうまくいっている最中には起きることもあるそうだ。ヘレン同様、激情を体験すると、痛みは即座に消えるという。

わたしの患者が皆こんなふうに現状を打開できれば、大いに時間と労力を節約できる。実際にはそうはいかないし、どうすればそうできるのか、わたしにも解明できていないので、地道に手順をたどり痛みを消していくしかない。平均的なＴＭＳ患者はヘレンほどの憤怒を抱え込んでいるわけでもなく、彼女のように急激な変化を経験することもない。

無意識の憤怒と耐えがたい感情——隠された原因

実は心には三種類ある。意識、無意識、潜在意識の三つだ。本書の内容は、主に最初の二つと関係がある。三つ目の潜在意識は、知覚、認知、言語の生成と理解、理性、判断力、身体的技能および道具的技能、創造性の源に関係した領域で、魅力的な分野ではあるが、ここでは、本治療プログラムの基盤である学習が行なわれる領域という意味で関係してくる程度である。

心身症を理解するには、無意識の心に関する知識が多少必要だ。無意識内に住む親、大人、子供についての基本原理はすでにいくらか説明した。次の表も役立つだろう。

この表だけ見ると、無意識は否定的な面ばかりかと思うかもしれないが、そういうわけではない。ここに否定的な性質を挙げたのは、ただ身体症状につながる無意識の特質に注目していただきたかったからだ。意識は性格によって課せられるプレッシャーや日常生活のプレッシャーをうまく処理でき

意識の心	無意識の心
外的	内的
論理的	非論理的
思慮深い	感情的
控えめ	粗野
成熟している	幼稚
他者を思いやる	自己中心志向／自己愛的
完全をめざす	押しつけられたと感じる——憤怒
善良をめざす	押しつけられたと感じる——憤怒
自責心	無関心
勇敢	怖がり
独立心がある	依存的
自尊心が強い	自尊心が弱い
礼儀正しい	無礼
道徳的	道徳性に欠ける

る。憤怒が蓄積されていくのは、こうしたプレッシャーに対する内的反応の結果であり、この憤怒が意識上に噴出するのではないかと恐れるため、注意をそらすものとして身体的な疾患が必要になる。無意識は、無意識下の憤怒が危険で恐ろしいものだとわかっているために、痛みやその他の身体症状という形で劇的な過剰反応を起こすのである。

混乱を避けるために、意識が感じ取っている怒りや憤怒と、ここで言及している抑圧された感情との、重要な違いを明確にしておく必要があるだろう。

痛み、特に慢性疼痛と感情の関係を扱う最新の医学研究では、**自覚感情**（perceived emotions）と呼ばれるものにもっぱら焦点が絞られている。自覚感情には、怒り、不安、恐れ、憂うつなどがある。こうした感情に苦しんでいる人はその感情を自覚している。その感情は無意識下に抑圧されてはいない。

わたしの経験では、これらの感情はすでにある痛みを悪化させることはあっても、新たに痛みを引き起こすことはない。TMSに取り組んでわかったのは、心が危険だと察知して、危険ゆえに抑圧してしまう感情だけが身体反応を引き起こすということだ。

意識的な怒りの抑制

著名な精神分析医兼作家のウィラード・ゲイリンが一九八四年に著した『内なる怒り *The Rage Within*』は、きわめて重要な書である。現代における怒りや憤怒の原因と、誰もが被るその影響について、学術的に解説した書物であり、たいへん洞察に満ちている。ゲイリン博士は、怒りを抑制しつづけることこそが日常生活の現実であり、それゆえに、怒りの抑制は非常に大きな心理社会的問題となっていることを明らかにしている。

怒りを禁じられたり抑制させられたりすると、無意識下での憤怒の蓄積が進む。わたしは、抑圧された（無意識下の）怒りや憤怒、抑制された（意識上の）怒りや憤怒の**直接的な結果**である痛みの疾患に取り組んできた。自覚している怒りが抑制されるとTMSの発症に一役買うが、以下に挙げた三つの結果として無意識下に生じた怒りの重要さにはとてもおよばない。

1. 内的葛藤

2. 日常生活のストレスや緊張
3. 幼少時からの怒りの残滓《ざんし》

しかも、TMSの治療を受けた場合は着実に症状が改善するが、従来の医学一般で慢性疼痛の治療を受けた場合は、着実に改善するとはいえない。

憤怒が原因だとなぜわかるのか?

怒りは憤怒にまで膨れ上がるものだが、その激しさの度合いによって、注意をそらすための身体症状が必要かどうかが決まる。さらに、憤怒が今にも意識上に噴出しそうな差し迫った状況になって初めて、TMSやその等価疾患は発症する。

心身症に取り組むようになって以来、わたしの情報源は一貫して患者である。患者を観察することでわたしは多くを学んできた。チームの心理学者たちもまた、抑圧された悲しみや憤怒、これらに対する無意識の恐怖が存在する証拠を幾度となく発見している。ヘレンのケースはその最たるものだ。

症例には事欠かない。一族に反対を無視され、自分の誇りであり楽しみであったビジネスを売却されてしまった男性。妻を喜ばせようと好きでもないスポーツに無理して参加している男性。老親の面倒を見ながら、意識の上では嫌がっていないつもりでも、内心は煮え繰り返っている無数の男女。へレンのように、幼児期に性的虐待を受けた若い男女。六人の子持ちで、母親業を愛しているが、母であることで生じる内心の怒りにはまったく気づいていない女性。家族のために途方もない量の家事をこなしているのに、誰もがそれで当たり前だと思っているせいで、休日が終わるたびに必ず痛みの発作に襲われる女性。子供の頃からずっと父もしくは母に怒りつづけてきた五五歳の男性……等々。

程度に違いはあれ、誰もが抑圧された憤怒を抱えているとわたしは考えているし、それはこの時世と文化を考えれば無理もないことだと思う。誰もが何かしらプレッシャーを感じている。この無意識の憤怒に気づくのも大切なことだが、憤怒の原因に焦点を絞るのも同じくらい重要だ。憤怒の原因についで論じる前に、回避についてひと言触れておこう。

回避——注意をそらすための症状

「現在に至るまで」でも触れたが、コロンビア大学の精神分析医であり作家であるスタンリー・コーエンは、痛みの目的はぞっとするような険悪な感情から注意をそらし、その感情が表に現れないようにすることではないかといった。この指摘は、感情がどのように身体症状と結びついているのか、なぜ情報が痛みを消すのか（これについては、治療の章で述べる）を理解するのにきわめて重要な意味をもっていた。

身体症状は、不安などの不快な感情の代役として身体に現れるのではない。邪《よこしま》な考えや罪に対する自己懲罰でもない。身体に注意を集中させ、危険な感情が無意識下から意識上に逃れ出るのを妨げ、耐えがたい感情と向き合うのを避けるために企てられた戦略の立役者なのだ。

ヘレンの体験には、感情と身体症状の結びつきがよく現れている。ヘレンは性的虐待によって貶《おとし》められたことを怒り、恥辱と感じていた。恐怖、孤独、悲嘆、不安を心に抱いていたが、それらは意識に浮上することを許されていなかった。ところが、サポートグループに出席したことが刺激となり、これらの感情が意識に向かって噴出し始め、止められない状態になった。と同時に、痛みは激化し、噴出を必死に押しとどめようとした。

無意識は非論理的であったり不合理であったりすることが多いので、不快な感情に直面すると反射的に反応することがある。われわれは普通、厄介な感情と折り合いをつけるか、身体の強烈な痛みを体験するかの選択肢を与えられれば、感情と折り合いをつける方を選ぶだろう。それなら筋が通っている。けれども、人間の感情体系がその時点でどういう状態にあるかによって、反応は影響を受ける。無意識レベルにおける感情体系は非論理的であることが多い。脳の進化が続いているとしたら、いつの日か無意識ももっと理性的になるかもしれないが、現時点では、幼稚で非論理的な反応に強く左右されるのである。

TMSにおける回避現象を理解するには、無意識の心が意識の心といかに大きく異なっているかを常に心しておかなくてはならない。無意識の心は憤怒をひどく怖がり、直面するのを避けるためにそれを抑圧したままにし、身体に症状を引き起こして抑圧を助けようとする。フロイトの伝記を著したピーター・ゲイは、無意識を厳重警備の刑務所になぞらえた。そこでは、自暴自棄になった犯罪者、社会に望まれない人、社会に受け入れられない人たちが重い鎖につながれ鍵のかかった牢獄に閉じ込められている。すなわち、抑圧されているのだ。

こうした感情がすでに抑圧されているとしたら、なぜ注意をそらす必要があるのかとお訊ねになるかもしれない。牢獄の比喩を続ける方がわかりやすいだろう。抑圧された感情は、無法者同様、逃げ出そうとする。どんなに抑圧しても、憤怒のような強烈な感情は**なんとかして意識上に浮上しようとする**。わたしはこれを「意識への衝動」と呼ぶ。エール大学の哲学者であり精神分析医であるジョナサン・リアはこれを「表出への憧憬《あこがれ》」として、「思考と感情の意識的な統合」をめざす欲求だと説明している。

フロイトは『快楽原則の彼岸』の中でこう書いている。「まさに無意識自体が、のしかかる抑圧を何とか突破して意識領域に押し入ろうとしていたり、何らかの現実の行動を起こして解放を勝ち得ようとしたりしている」

治療経験を積むことで、この考え方は正しいという思いが強まった。患者が憤怒や耐えがたい感情の存在に気づくと、こうした感情は意識に浮上しようとあがくのを止める。今にも浮上するという脅威がなくなれば、身体に注意をそらす必要がなくなり、したがって、痛みは消滅する。

ＴＭＳの一番の立役者は憤怒だと思われる。しかし、ひどく不快で耐えがたい感情であれば、どれも抑圧されるし、そうした感情はいずれも意識に浮上しようとするため、身体症状を引き起こす刺激となりうる。内的葛藤はどれもこの範疇に入り、その多くは、解明に心理療法士の専門知識が必要となる。わたし自身の臨床現場では、強い依存欲求、性的葛藤、自己認識の問題、無力感、屈辱感、羞恥心などが目につくケースはそう多くない。もしこうした葛藤のせいで症状が消えないとなれば、通常そのプロセスを逆転させるには心理療法士の介入が必要となる。

身体症状は無意識下の現象から注意をそらす役割を果たしているという考え方は、心身症の理解に大きな影響を与えてきた。それはとりもなおさず、治療プログラムの発展にも大きな影響を与えてきたということだ。この基本原理の正しさは、長年の治療実績によって証明されている。

憤怒の原因

憤怒の原因を知ることは、どのような心身相関プロセスにおいても、最重要の問題であるとわたしは思う。無意識内の憤怒の存在に気づくことも不可欠である。しかし、ただそれに焦点を当てるだけでは充分ではない。プロセスを完全に理解するには憤怒の原因を追求しなくてはならない。

幼少時のトラウマ

幼少時の経験は怒りの蓄積を促す最初の原因となる。性的虐待は間違いなく幼少時のもっとも深刻な心的外傷であり、ヘレンのケースがその痛ましさを生々しく伝えている。身体的虐待も精神的虐待も、子供の心理面での発達に壊滅的なダメージを与えうる。

精神的虐待は〝教育〟を装って行なわれることがある。「子供は大人の前では静かにしていなくてはだめだ」とか「良い子は癇癪《かんしゃく》を起こしてはいけない」といった厳しい躾《しつけ》や、（宗教教育が行ないがちな）善悪の峻別など、よくある例だ。さらには、両親にアルコール依存や薬物依存、抑うつ状態、不安、精神疾患等がある場合、子供はトラウマを引きずって苦しむことが多い。

母親が心理的に問題がある場合、生後数カ月の間になされるべき、母子間の絆の形成および情緒的独立の確立という繊細なプロセスが阻害されることもある。母親が自分の母親に依存しきっているような場合には、我が子も自分に縛りつけておこうとする。そうしないと安心できないのだ。夫や両親から得られない愛を、代わりに子供から得ようとするケースもある。父親も幼児期の発達には重要な役割を果たす。男児にとっては手本であり、女児にとっては最初の恋人だ。父親が子育ては母親の仕事だと決めつけているような場合、子供に問題が発生する。男親にせよ女親にせよ、我が子には学問・運動・芸術を問わず多大の期待を寄せるが、それがときには耐えがたいほどの大きなプレッシャーになることもある。

無意識の怒りはまったく正常な状況で生じることがある。〝悪い〟親、〝残酷な〟親、〝不適格な〟親に生まれついた場合だけとは限らない。

自分には欠けているところがあるという不完全感が心の奥深くに抑圧されると、ほとんどのＴＭＳ患者に共通して見られるある性格特性の発達が助長される。ＴＭＳ患者は完全主義、神経質、非常に良心的、野心的といった性格で、いつも何かに駆り立てられているようなところがあり、自己批判的で、おおむね人生の成功者である。こうした特性と並行して、人を喜ばせたい、いい人でいたい、人の役に立ちたい、人とぶつからずに済ませたいという気持ちが強迫観念のようになっていることがある。こちらの性格の方がはるかに顕著な場合もある。端的にいえば、ＴＭＳ患者は、愛であれ賞賛であれ敬意であれ、とことん追及しないではいられない性質《たち》なのだ。

完全であり善良であって何が悪いのか。社会生活や仕事上の出世という点ではまったく問題ない。しかし、それによって無意識に生じる否定的な結果はきわめて重大だ。

性格特性

――低い自尊心

自尊心の低さは現代社会の通弊であり、その原因をつい遺伝的要因や発達上の要因に帰したくなる。現代人は皆、心の奥底に無力感や自己不信の念を抑圧しているように見える。子育てに関しては昔の方が今よりずっとうまくやっていたのではないだろうか。現代に比べればもっと子供の世話をしていたし、管理はもっとゆるやかだったし、生きていく上でのルールもずっと単純で、人生の役割モデルや通過儀礼もきちんと存在していたからだ。

誰もかもが無力感を抱えていると証明することはできないが、現代の精神分析の理論家は、コフート同様、幼少時における内的自己の発達に欠陥があると、成人してからも子供じみた感情を無意識下に抱えたままになるのではないかといっている。

――完全主義

完全でありたいという衝動は、自分が真に価値ある人間であることを自分自身と世間に対して示したい、という心の奥底の欲求から生まれるに違いない。実際、これまで治療してきた疼痛症候群の患者は、誰もが多かれ少なかれ完全主義者だった。自分はそうではないという患者も、次に口を開くと、自分がいかにきれい好きで整理整頓が上手か、生活のいろいろな面をいかに細かく気遣っているかをとうとうと語る。完全主義者であることは認めなくても、非常に責任感が強く、まじめで、心配性なのは認める。たいてい野心家で、精力的で、自己批判的でもある。業績でも行動でも、自分のめざす目標を高く設定する。内的な不完全感が完全主義に火をつけるのだ。当人にとって社会的地位や業績は必ずしも額面通りの満足感を与えてくれるものではない。不完全感は無意識の奥底に抑圧されているが、逆説的にも、人はその不完全感に駆り立てられるがゆえに、しばしば大成功を収めるのである。

なぜ完全でありたいという衝動が憤怒につながるのか。心の中の〝親〟が、やはり心の中のいつまでも子供でいる部分に与えるプレッシャーのためである。精神分析医として開業しているベン・ソロツキンはいう。「完全主義者は無意識のうちに自分には到達できそうにない目標を設定するのではないか。けれども、そういう目標は当然達成できないため、その結果として無意識下に恥辱と憤怒が発生するのだろう」

――善良主義

完全主義は、わたしの患者の多くにとりわけ顕著な性格特性だ。しかし、完全主義が性格特性のトップに来ない患者の場合、完全主義にごく近い強い衝動、すなわち「いい人でありたい」という欲求がその位置を占める。こういう人たちは駆り立てられるようにして人の役に立とうとする。自分の要求を犠牲にしてまで人助けに奔走することも多い。人から気に入られたい、誰にも好かれたいという願望がある。文化的影響、宗教的影響がこの傾向に拍車をかける。社会が、良き息子、良き娘、良き配偶者、良き親、良き同僚であれと命ずるのである。この強烈な衝動は、完全主義同様、無意識の奥深くにある不完全感から生じているようだ。

完全でありたい、いい人でありたいと懸命になることのどこがいけないのか。誰のためにもなることではないのか、と思われる人もいるかもしれない。社会的・対人的に見ればすばらしいことだが、これもやはり大きな内的怒りを引き起こす。意識の上ではいい人でありたい、善行を積みたいと思っても、自己愛的な内なる自己にはそんな衝動はないからだ。それどころか、押しつけられれば怒り出す。これに、努力が完全に評価されないことに対する無意識の怒りが加わり、最悪の場合は、自分の思惑どおりの生き方ができないじゃないかと自分自身に怒り出す。

思い出していただきたい。無意識はしばしば非論理的である。新生児を抱えた若い母親は、赤ちゃんがかわいくてたまらず、あらゆることをうまくできるかどうか気がかりで、夜もおちおち眠れない。母親の役目を果たすことで頭がいっぱいになり、無意識下で赤ちゃんに対して怒っていることには気づかない。わたしの患者にも、親が無意識に我が子に腹を立てるという考え方はどうも受け入れられないという人が多い。

――敵意と攻撃性

敵意と攻撃性が健康におよぼす潜在的な危険性については、これまでにも多くの書物や論文で論じられている。敵意はいわゆるタイプAの行動特性の中でも、冠動脈疾患に関係する特に重要な特性だといわれている。しかし、ここでもまた、論点は自覚感情に絞られている。TMS理論では、敵意と攻撃性を、それよりはるかに危険なもの――抑圧された憤怒と怒り――が顕在化したものと捉えようとしている。身体症状も、不安、憂うつ、敵意も、実際には互いに等価値だ。どれも皆、無意識下で起きている強烈なプロセスを映し出している。

――自責心

最近、ある患者が、人を喜ばせたい、いい人でありたいという自分の本能的欲求について語ってくれた。「でも、それだけじゃないんです」と彼女は続ける。「自分がこうありたいと思うほどいい人でも親切でもないことや、これまで人のためになることを充分にしてこなかったことについて、自分を責めてしまうんです」

自責心もまた心の中の〝親〟が引き起こす反応で、自らに新たなプレッシャーを課し、危機的なほど尨大な怒りの発生を助長する。過去に犯した罪や自分の至らないところなど、自責の念を引き起こすものは数知れない。内なる自己はどんな種類の不快感も耐えられないというのに、自分にはこれだけの価値しかないと思っているところへ、自責心は新たな攻撃を仕掛けてくる。こうして、何もかもが憤怒を増大させていく。自己批判が他人からの批判と同じくらい腹立たしいのはいうまでもない。

——依存心

幼少時の残滓の中には、大事に面倒をみてほしいという願望がある。大人がこういう願望をもつのは適切ではないとされているため、これは深く抑圧される。つまり、無意識下では人に頼りたがっているのである。しかし、この依存心はけっして満たされることがないため、無意識の怒りが発生する。そして、逆説的にはなるが、その無意識の怒りは自分が依存している人物に向けられる。

無意識の依存心は別のややこしい怒りを発生させる。相手（自分を「母親のように大事にしてくれる」はずの相手）の選び方がまずかったとか、やりがいや達成感はなくても責任のない安定した仕事に就きたかったのに、と腹を立てる。また無意識の奥に依存心があるからこそ、その反動として、やたらに独立心が強かったり、極端な場合には攻撃的になったりもする。

自尊心の欠如、完全主義、善良主義、自責心、依存心がおよぼす影響を理解することによって、憤怒こそがＴＭＳのような疾患における心身症状の発生にもっとも強く関与しているという考え方が裏づけられる。不完全感や依存心が完全主義や人に喜んでもらいたいという気持ち、自責傾向を生む。

内的自己は子供同様にそのプレッシャーに反応するため、ここに悪循環が始まる。内的自己は性格特性を刺激し、その結果、刺激された性格特性が内的自己を逆上させるのである。

わたしたちを取り巻く世界

プレッシャーは内なる自己を逆上させる。そのプレッシャーが内的な親の命ずるところから発生しているのか、現実の日常生活から発生しているのかは関係ない。まじめな性格で心配性だと余計にいけない。仕事を立派にこなしたい、良き配偶者、良き親でありたい、年老いて自分を頼ってくる親に愛される子供でいたいというプレッシャーを増大させてしまう。

喜んでしかるべき出来事、たとえばいい会社に就職できたとか、結婚した、赤ちゃんが生まれたといった出来事も、内的な混乱、プレッシャー、怒りの原因になる。妊娠中に腰痛が始まった若い母親の多くは、自分が母親としてやっていけるのか悩んだり、赤ちゃんが生まれることによってキャリアが中断されることで心が揺れていたりする。

一方、内的自己が取り残されたと感じて、すでに亡くなった家族、家を出た子供などに対して怒りを向けるというケースもある。

何年も前のことになるが、ニューヨーク大学の精神科医、トーマス・ホームズとリチャード・ラへは、日常生活でストレスを感じる出来事が「数多くの疾患の自然な経過に」どう関わっているかを調べている。報告された出来事は以下のとおりで、否定的なものも含まれてはいるが、多くは社会的に

日常生活でストレスを感じる出来事（ストレスの大きい順）

1．配偶者の死	23．子供の独立
2．離婚	24．舅姑とのトラブル
3．夫婦の別居	25．個人的偉業の達成
4．受刑	26．妻の就職、離職
5．近親者の死	27．入学、卒業
6．自分のケガや病気	28．生活状況の変化
7．結婚	29．癖や習慣の修正
8．解雇	30．上司とのトラブル
9．夫婦の和解	31．勤務時間や勤務条件の変化
10．定年退職	32．転居
11．家族の健康問題	33．転校
12．妊娠	34．休養の取り方の変化
13．セックスの問題	35．教会活動の変化
14．家族の増加	36．社会活動の変化
15．景気調整	37．1万ドル以下の抵当
16．経済状況の変化	38．睡眠習慣の変化
17．親友の死	39．家族団欒の頻度の変化
18．異なる業種への転職	40．食習慣の変化
19．夫婦喧嘩の頻度の変化	41．長期休暇
20．1万ドル以上の抵当（1960年代）	42．クリスマス
21．抵当の差し押さえ	43．軽微な違法行為
22．業務上の配置転換	

望ましい出来事とされ、「業績、成功、実利主義、実用性、効率性、未来志向、順応性、自助努力などアメリカ人が是とする価値観に合致するもの」であった。こうした出来事は内的憤怒のメカニズムによって「疾患」を発生させていると考えられる。右表の出来事はストレスの大きい順に並べてある。

肯定的なストレスも否定的なストレスも無意識の怒りを生み出す。意識して怒っているかどうかは問題ではない。積もり積もった怒りは憤怒となり、無意識の恐ろしい憤怒はやがて身体症状を発生させる。

六つの根本的欲求

以下の根本的欲求を満たそうとすると、自分自身にプレッシャーがかかり、それが内なる自己を逆上させる。つまり、苛立ったり腹が立ったりするのは、この欲求の何がしかが充分に満たされていないということだ。

1. 完璧でありたい（人よりも秀でたい、目的を成就したい、成功を収めたいなどの欲求が強い。理想が高いため、達成目標を高く設定する。自己批判的で、自分に対する批判に対して過敏）。
2. 人に好かれたい（認められたい、愛されたい、誉められたい、尊敬されたいなどの欲求が強い。ほかに、人を喜ばせたい、「いい人」でありたい、誰に対しても面倒見のいい親のような存在でありたいなどの本能的欲求がある）。

3. 世話をしてほしい（どんなに歳を取っても、どんなに独立心旺盛でも、無意識下には、大事にしてほしい、面倒を見てほしいという願望がある）。
4. 苛立ちを鎮めたい（ゆえに、飲食、喫煙、セックス、娯楽、遊びなどによって欲求を満足させようとする）。
5. 誰にも負けない肉体がほしい（たくましくて、何でもやりこなせる、セクシーな肉体を求める）。
6. 死にたくない（無意識下では死が避けられないことに憤っている）。

この最後の欲求は非常に捉えにくいこともある。それでも、五〇代、六〇代、七〇代になると、痛みの発生原因になることが多い。老いるのは腹立たしい。わたしも実際にこういう年齢になって初めてそう思った。わたしの患者の中には自分の気持ちに気づいている者もいるが、無意識下でどんなに激昂しているかについてはたいてい認識していない。

憤怒とそれを鎮める力の比率

憤怒とその憤怒を鎮める力の比率のようなものが、いつ身体症状が発生するかを決定する上で重要な意味をもっているのではないだろうか。患者は「どうして今になって痛みが出たんでしょうか？」とよく訊く。わたしの答えはいつも同じだ。「あなたの憤怒が危ないレベルにまで膨れ上がっているからです。今にも意識に浮上するぞと脅かしているからです」

しかし、別の要因を加えて等式を立ててみたらどうだろう。症状が出るかどうかは、憤怒の量だけでは決まらない。憤怒を鎮める要因の有無にも左右される。理論的には、生活に楽しみがあれば、憤怒の脅しは緩和され、症状は無用になる。馬鹿げているといわれればそれまでだが、やはりわたしは、こういった差し引きのようなことが行なわれていて、症状が出るのは憤怒がそれだけ大きく、その憤怒を鎮められるだけの要因が生活に不足しているということだと思うのである。

等価疾患の概念

TMSはある身体疾患群のひとつであり、その疾患群に含まれるどの疾患とも入れ替わることができる。その疾患群に属する疾患はいずれも心身に対して同じ目的をもっていて、互いに等価であるからだ。実際、周囲の注意を引きつける身体疾患であれば何であれ——たとえば骨折や重症の呼吸器感染——同じ目的をもつ心身相関プロセスの一時的な代役が務まる。疼痛症候群は何か別の症状が出ると消えてしまい、その症状がなくなると再発するということが多い。

一九七五年の調査では、TMS患者の八八パーセントに、多くて五種類のありふれた心身症の病歴が見つかっている。胸焼け、胃酸過多、裂孔ヘルニアなどの胃の諸症状、痙攣性大腸、過敏性大腸症候群、慢性の便秘などの下部消化管障害、花粉症や喘息といった一般的なアレルギー症状、湿疹、ニキビ、蕁麻疹、乾癬などの皮膚疾患、緊張性頭痛と片頭痛、頻繁に繰り返す尿路感染症や呼吸器感染症、めまいや耳鳴り（神経疾患や耳の病気を除く）などがそうだ。これらを心身症とすることについては納得のいかない向きもあるかもしれないが、わたしは自分の臨床現場でそれを確認してきた。これらはたいてい相前後して発症し、どれもが同じ心理的目的を達成するために役立てられている。TMS患者に非常によく見られる疾患や症状であるという事実からも、TMSは心身症であると結論するに至ったのである。

不安と抑うつ状態

前項で挙げた身体症状が心因性のものだとする説は物議をかもしている。わたしは、不安と抑うつ状態もTMSの等価症状であると結論し、この二つも無意識下の恐ろしい感情から当人の注意をそらす役目を果たしているとしたが、これはさらに盛んな論議を呼んでいる。しかし、人間の心は注意をそらすツールを取捨選択する。

以下の症例は不安と抑うつ状態がTMSと等価であることを明確に示している。

まずは四〇代後半の未婚女性だが、彼女は長期におよぶ慢性腰痛のためにまったく身体を動かせなくなっていた。徹底的に検査して治療にも取り組んだが、何の効果もなかった。腰椎に構造異常はなかった。X線撮影では、老化に伴うごく一般的な変化が見つかっただけだ。理学検査の結果は基本的に正常だったので、わたしはTMSだと診断した。

症状が重かったので、彼女には入院してもらい、そこで、理学療法、わたしの教育プログラム、心理療法を使った治療を行なった。痛みは、徐々にではあったが着実に和らいでいった。ある朝、彼女はわたしの診察室にやって来て訴えた。「痛みは消えました。でも、不安で不安でたまりません。こんなに不安になるくらいなら、腰痛の方がましです」。脳は、注意をそらすために痛みを使えなくなったので、こんどはその代用に不安状態を選択したのだ。

抑うつ状態も同様の働きをするとわたしは考えている。

わたしの患者に、五五歳の男性がいた。数年にわたってＴＭＳのさまざまな症状が出てきたが、いずれも治療に成功していた。彼の病歴には長期の抑うつ状態も含まれていて、これは投薬と心理療法で治療した。一九九四年初頭、処方された抗うつ剤が非常によく効き、秋には申し分のない状態になった。ここに至って突然、片方のくるぶし周辺の筋肉に力が入らなくなるなど、重いＴＭＳの症状が出た。わたしはこれを症状の置き換えだと判断した。抗うつ剤によって脳内化学物質の状態に変化が生じ、抑うつ状態は軽減した。しかし、薬剤には抑うつ状態の原因となった精神内部の葛藤を変化させる作用はなかった。その結果、何か別のものを使って注意をそらさなくてはならなくなった心は、かつて何度も使った腰痛と下肢痛に頼ることにしたのだ。

痛みの発作（強烈な不安が身体症状として現れたもの）も、抑圧ないし抑制された怒りに対する反応である。これについてはある男性患者を思い出す。彼は何かの件である女性に猛烈な非難を浴びせそうになったが、すんでのところで、これではあまりに紳士らしからぬと思いとどまり、怒りをぐっと飲み込んだ。そのとたん、パニック発作に襲われた。さまざまな研究からこれも等価の症状であることがわかっている。慢性疼痛（ＴＭＳは慢性にもなりうる）のことを、不安や抑うつ状態と同様の病的感情だという人もいるし、また、抑うつ状態の心理的等価疾患だといった人もいる。

恐怖

恐怖もまた痛みと等価の意味をもつものとして重要だ。抑圧された憤怒から注意をそらすという心の目的を達成するには、痛みそのものよりも効果的だといえるかもしれない。痛みが怖い、身体を動かすのが怖い、ケガが怖い、背骨の異常が怖いなどとよくいうが、この**恐怖**があれば、痛みそのものがなくても、ＴＭＳはその威力を充分発揮しつづけることができる。心の関心は身体に注意を引きつけておくことだけにある。これら四つのどの恐怖でもかまわない、ひとつでも恐怖があれば、実際に痛みがあるときと同じように身体に注意を引きつけておくことができる。こういうわけで、わたしの治療プログラムでは、痛みを止めるだけでなく、恐怖を取り除くことも必要となる。

強迫性障害

強迫性障害も等価である。この洞察を得たのは、きわめて聡明で洞察力に長《た》けたある患者のおかげである。彼はＴＭＳの典型的症状を示していたが、強迫性障害があることについては触れなかった。強迫性障害の患者は、決まった行為を絶え間なく繰り返し、同じことを執拗に考える。身体機能が侵されることもある何かと厄介な疾患だ。典型例に手洗い強迫がある。手洗い強迫患者は細菌に対する恐怖が頭から離れず、日に何百回となく手を洗う。そういう行動を取らせ、そうしなければならないと思い込ませる衝動に抗《あらが》うことができないのである。

ところでこの患者は、ＴＭＳと強迫性障害に関わる心理プロセスは同じではないかと考え、ＴＭＳの治療原則を強迫性障害にも用いてみた。すばらしい結果が出た。実をいえば、強迫性障害の方が腰痛より先に治ってしまったのだ。

強迫性障害は不安と等価であり、不安はＴＭＳと等価である。したがって、強迫性障害をＴＭＳの等価と考えるのは理にかなっている。患者の注意を引きつける力はＴＭＳの痛みの力に相当する。ＴＭＳ患者が痛みの症状に取り憑かれた状態になるのは珍しいことではなく、このことからも無意識がいかに注意をそらすツールを必要としているかがよくわかる。

わたしが本章で提示した理論の多くはさまざまな論議を呼んでおり、今後も数多くの分野の専門家が異議を唱えてくるだろう。わたしの理論は自分の臨床経験から導き出したものだ。わたしが精神分析や心理学、精神医学の専門教育を受けていない点を、その道の専門家が問題にしてくるかもしれない。しかし、忘れてはいけない。二〇世紀も後半だというのに、どこを探しても心身医学の研究にはフロイトやその後継者の時代の熱心さがないではないか。身体医学の専門家や精神科医はほぼ完全に無視を決め込んでいる。医師免許をもたない心理学者は、身体症状を評価する教育を受けていないため、こうした疾患の身体症状の研究に加わることができない。精神分析医だけがこの問題に関心をもちつづけ、書物や論文を書いてきたが、その視野は狭く、潰瘍性大腸炎など、重篤な心身症にしか目を向けていない。

わたしの理論は心理学ではあるが、感情を原因とする身体症状のみを扱うものである。わたしは情緒障害を治療する心理療法士ではない。身体を治療する医師であり、そういう医師が身体疾患の心理的原因を突きとめたのである。したがって、わたしが提起している問題は、一方では身体を治療する構造志向の医師による、他方では心理学者／精神科医による、それぞれ異なった文脈における評定を必要としている。双方の考え方をつなぐ橋が必要である。その橋を架けることができるかどうか、見ていこう。

第2章 心身相関のメカニズム

心身相関とは

本章は、構成的にも内容的にも、脳内の心理的活動と身体の物理的症状とを結ぶ橋のつもりで書いている。前章では、さまざまな身体疾患の原因と考えられる心理状態について説明した。この橋を渡った先には、身体疾患そのものの説明が待っている。

この二〇年に、心身相関関係に関する一般向け書物が数多く出版された。ハーバート・ベンソン、ディーパック・チョプラ、ノーマン・カズンズ、デニス・ジェフィ、ローレンス・ルシャン、スティーブン・ロック&ダグラス・コリガン、ジョイス・マクドーガル、モートン・ライザー、アーネスト・ロッシ、バーニー・シーゲル、グレイム・テイラー、アンドルー・ワイルなど、経歴も活躍する分野もさまざまに異なる面々が、口をそろえて、心には病気と闘う力、健康を増進する力があると主張している。どこから見ても正しい主張だ。しかし、やらなくてはならないことがある。どういうメカニズムで心が身体疾患を引き起こしたり治したりするのかを科学的に証明することだ。本書は、緊張性筋炎症候群（TMS）という具体例を挙げ、脳がどのようにTMSやその等価疾患の身体症状を創り出し、また、どのようにその症状を軽減していくかを述べ、心のもつこのふたつの力を詳細に説明している。

心身医学の位置づけ

本書では「精神身体（の）psychosomatic」という言葉と「心身（の）mindbody」という言葉を互換性のあるものとして扱っている。二つは同義で、心理作用が身体症状の原因にもなれば治癒力にもなるという、脳と身体間の相互作用を意味している。「psychosomatic」という言葉は［欧米では］誤解されることが多く、精神的におかしい人が経験する想像上の病気や、構造異常による（実際の）症状を誇張したものを指すと思われている。そういう誤解を解いておきたいと思う。心身症（精神身体症状）は仮病でも思い込みでもなく、現実の症状である。ごく普通の人に発症し、西洋社会に蔓延している症状である。

この問題に関する医学文献で、心と身体の関係、心身相関関係に触れていないものはほとんどない。キャンディス・パートは国立衛生研究所で基礎研究を行ない、脳と身体が広範にわたって、しかも緊密に結びついていることを明らかにし、mind と body をつないで mindbody という単語を造ってはどうかと最初に提案した人物である。TMSの臨床経験に照らし、わたしはこの単語を使わせてもらっている。

フランツ・アレキサンダーは、一九五〇年に出版された著書『心身医学』（邦訳：学樹書院）の前書きでこう書いている。「しかも患者は、不安や恐怖、希望、絶望を抱く人間として、単に臓器――病んだ肝臓や胃――の入れ物というだけでなく一個の完全なる存在として、医学界から正統な扱いを受けるようになってきた。心理学志向は医師の間でも顕著になりつつある」

皮肉にも、アレキサンダーの予告した新時代への動きは彼の死とともにほぼ消滅した。アレキサンダーが批判した当時の医学、医療技術に頼り、疾患にのみ目を向け、心理学に反発する医学は、その勢いを弱めるどころか、ますます支配を強め、彼が着手した重要な研究を継続する者はほとんどいなくなった。精神医学を含めた主流医学は、前章に紹介した理論を受け入れない。心が身体症状を引き起こしうるとは考えていない。米国精神医学会が出している『精神疾患の診断・統計マニュアル』は精神疾患の公式診断リストだが、これには「psychosomatic」という言葉は使われていない。

アレキサンダーは心理現象が胃潰瘍やTMSのような身体疾患の原因になりうると考えていた。心理現象が消化器系や呼吸器系、心血管系、内分泌系、筋骨格系におよぼす影響についても研究し、特定の心理状態が特定の身体疾患を引き起こすと信じていた。

これとは対照的にTMS理論では、心因性の身体疾患はすべて、第1章で述べたような心理プロセスが原因であるとする。もっとも、生理的・心理的状態の詳細や重症度は千差万別ではあるが。

主流医学はこうした概念に対して、それらが正しいという説得力のある証拠が提示されてもなお、抵抗する。ここには、「心身の」相互作用などは存在せず、実験科学こそが唯一正統な科学であるとする根深い哲学的偏見がはっきり現れている。心身現象は試験管を使って実験したり動物実験で研究したりすることができない。無意識下にある感情は心理テストや性格分析でも明らかにすることができない。

本書に著した臨床経験は、主流医学で用いられるものとは異なる科学的手法の一例だ。長い年月をかけて数多くの患者を治療しながら、診断と治療に関するさまざまな仮説を検証するという方法である。わたしの著書をじっくり読むだけで多くの患者が〝**治癒**〟**した**という事実こそ、TMSの診断が正しいという証拠だ。一九七三年以来、約一万五〇〇〇人のTMS患者を診てきたが、大多数が痛みとは無縁となり、すっかり元どおりに身体を動かせるようになった。これも科学である。わたしは二五年間TMS理論を使った治療を続け、驚くべき効果を着実に上げ、それを数で示している。これなら充分、理論の正当性を吟味する妥当な検証だといえる。診断が正しいことは証明されているのである。

ハーバード大学で生物学、地質学、自然史を教えているスティーブン・ジェイ・グールドが、『ナチュラル・ヒストリー』誌一九八六年六月号に、「ソフト・サイエンス」を擁護する優れたエッセイを寄せている。

残念なことに、科学に関する嘆かわしい固定観念が広くはびこり、それによってこの専門分野は異なった体質をもつふたつの領域に分かれてしまっている。ひとつはいわゆる「ハード・サイエンス」、すなわち数値的精度、予測、実験を商売にする物理科学であり、今ひとつは「ソフト・サイエンス」といわれるもので、これが扱うのは複雑で貴重な過去の事象である。ソフト・サイエンスは頭の混乱するような世界で、美徳ともいうべきこれらの事象を、正確な数字とは無縁の「単なる」描写に替えて商売をするしかない。そんな世界でできることといえば、せいぜい、予測のつかないことが何であるかを説明することくらいである。生命の歴史が抱える厄介な問題はすべて、軽んじられているこのふたつ目の科学が扱っている。

人間の感情とその影響に関する研究も、この「厄介な問題」のひとつだ。グールドが研究していた自然史学は多少なりとも整理がついているが、ここではそれは望むべくもない。感情の基盤にあるものを解明するツールがいまだ見つかっていないからだ。

現代では精神医学の研究が進み、抑うつ状態など特定の病態に関係する脳内化学物質の作用が特定されると、薬剤で症状を変化させることができれば病気は治るといわれるようになった。TMS理論では、抑うつ状態とこれに関係する脳内の化学的変化は、無意識下における恐ろしい感情ほど重要ではないと主張している。

感情や心身症を研究する者は、「ハード・サイエンス」のツールを使えないことに由来する劣等感を払拭しなくてはならない。再びグールドのエッセイを紹介しよう。

こうして、しなくていい卑下をしていると次第に自己嫌悪に陥るのは、残念ながら今も昔も同じである。再現も予測もできない複雑な過去の事象（これは「解明の進まない複雑な人間の心」と言い換えられる――サーノ）に取り組む科学者も例外ではない。数量化、実験、再現が可能な「ハード・サイエンス」のモデルの方が本質的に優れている、それだけが正規の科学であるという考え方が広く浸透すると、それ以外の手法ではなんとも心許ない思いがしてくる。しかし自然史学は、偶発的な出来事を再構成して過去を振り返り、前もって予測しえなかったことを明らかにするという手法で前進している。根拠が十分であれば、解説は厳密なものになり、確信に満ち、実験科学の分野における解説に比して遜色ないものとなる。ともかく、世界はこうして動いているのだ。であれば、べつに弁解する必要もないだろう。

グールドの自然史学と心身症の科学には類似点がある。どちらも実験室が使えないが、どちらも厳密な研究が可能だ。TMSとその等価疾患についても、綿密な観察と再現可能な治療結果は、どの点から見ても、数量化可能な特定の方法に劣らず科学的である。

学習によって症状を消すことができるのなら、その症状は間違いなく脳に起因する。現代の研究では、感情を含めた脳の反応はすべて化学的に特定できるとされているので、おそらく、学習によって脳内の化学物質に変化を起こすことができたということだろう。

医学文献とはまさにそういう観察、「ハード・サイエンス」が使う方法で証明された観察の記録である。カリフォルニア大学ロサンゼルス校医学部のジェフリー・シュワルツらによる研究では、強迫性障害のある患者が認知行動療法によって著しく改善したことが証明されている。症状の改善と並行して脳の代謝活動をPETスキャン（陽電子放射断層撮影）で測定すると、数値が正常に近づいていったのである。

精神薬理学は、精神疾患の治療に薬剤を用いる医学を研究する学問だが、ある疾患に関係する脳内化学物質を変化させることによって心の疾患を治療することができると主張した点で、その非科学的な思考の罪を問われるべきである。その主張の信憑性は、肺炎の原因は発熱だというのと同じレベルといえるかもしれない。臨床所見である脳内化学物質を特定しても、病因を突きとめたことにはならない。それは原因ではなく、結果を見ているのだ。もしそうなら、抑うつ状態を抗うつ剤で治療するのは、一部の患者にとってはお粗末な医療といえないだろうか。原因を突きとめないまま、症状を除去しているのだから。

心に起因する症状が薬剤もしくはプラシーボによって人為的に除去された場合、以下のどちらかの状況が発生することがTMSの臨床経験から明らかになっている。ひとつは、薬の服用を止めると症状が再発するケース、もうひとつは問題が少し深刻で、以前の症状に代わって他の症状が（心、身体いずれにであれ）発生するケースだ。第1章で紹介した患者は、抑うつ状態を薬でコントロールした代わりに、一度は完治した重度の腰痛を再発した。

心身症はある目的を達成するために存在する。症状の原因に対処せず、症状のみを取り去ってその目的達成を阻もうとしても、脳は別の症状、別の疾患を発症させるだけである。

心理的要因による身体疾患の分類

「psychosomatic（精神身体）」も「mindbody（心身）」も同じ概念を表わしている。前著二冊では「psychosomatic」という表現を使わなかったが、それは「思い過ごし」を意味するだの、心身症を患う人は弱いだの欠陥があるだのという誤解がまかりとおっているからだ。しかし、西洋社会にはその心身症が蔓延しているのだから、これを皮肉といわずに何といおう。心身症はどんな人にも発症する。ゆえに、この症状があるのはごく当たり前のことなのだ。以下を思い出していただきたい。

1. 心身症の種類は広範にわたり、頭痛、胃痛、アレルギー、皮膚症状など、ごく一般的な無害の身体疾患もその一部である。
2. 心身症は、生きていれば誰しもひとつやふたつは経験する。
3. 心身症は、思い過ごしでも心気症でもなく、頭がおかしくなったのでもない。
4. 心身症は、現代西洋社会を悩ますあらゆる種類の疼痛症候群蔓延の原因であり、この症候群には、たいていの腰痛、頚部痛、肩や四肢の痛みのほか、第二部で述べる数多くの疾患が含まれる。

5．疼痛症候群は国民的健康問題となっている。それは医学がその心理的原因を認識していないため、充分に対処できないでいるからだ。

心（感情）に起因する身体疾患を**すべて**包含するのが「心因性」という言葉である。心身症は心因性疾患のひとつだ。以下は心因性疾患を分類したものである。各々についてはあとで説明する。

1．心因性限局痛（転換性障害、ヒステリー）が現れる疾患
2．既存の症状が心理的要因によって悪化した状態
3．既存の症状が心理的要因によって軽減したり除去されたりした状態
4．精神病的（妄想的）症状
5．心身症

心因性限局痛（転換性障害、ヒステリー）が現れる疾患

ヒステリー痛の代わりに**心因性限局痛**という表現を使ってはどうかと提案したのは、カナダの神経科医アラン・ウォルターズだ。ヒステリー痛は最初にフロイトとその一派が使った伝統的な用語だが、痛みの原因は心にあっても、多くの患者が明らかにヒステリーではなかったのである。**転換**という用

図1　心因性限局痛（転換性障害、ヒステリー）が現れる疾患のモデル

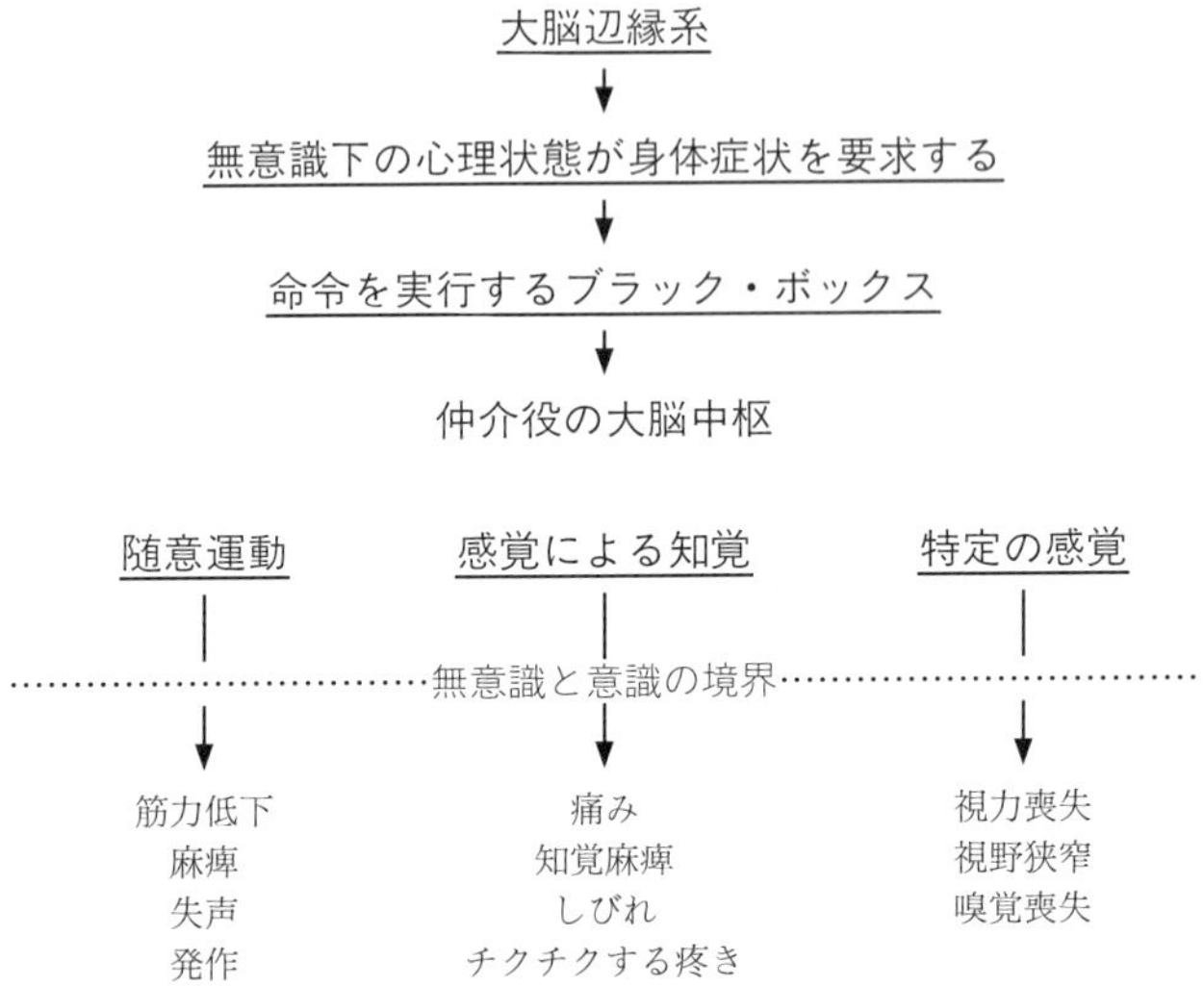

語もフロイト時代に使われた言葉で、心理状態が身体の状態に転換されることを意味している。このカテゴリーに分類されるものは、図1に示したように、心理状態が運動器系や感覚器系、特定の感覚器官に症状を引き起こすが、身体には生理的変化を起こさない。

図からもわかるように、感情が生み出されるのは大脳辺縁系である。大脳辺縁系を構成する脳神経細胞はこのカテゴリーでもっとも重要なもののひとつだ。第1章で説明した身体症状に必要な無意識下の感情は、この部分から発生する。「ブラック・ボックス」は、脳のいまだ解明されていない部分を指す。ここで生じるプロセスによって大脳中枢の活動が刺激されると、運動器系、感覚器系、視聴覚等の特定の感覚にさまざまな異常反応が引き起こされる。これらの反応は、脳が活動した結果としか考えられな

い。ほかに説明のつく反応が身体に認められないのだ。フロイトの時代にはこうした身体の異常反応は珍しくなかった。現在あまり聞かなくなったのは、おそらく流行遅れになったからだろう。

トロント大学で医学史を教えるエドワード・ショーターはその著書『麻痺から疲労へ *From Paralysis to Fatigue*』で、心身症状として何が選択されるかは、時代の流行と、医師が何を正当な「身体症状」と認めるかに左右されると明言している。

心理的要因による症状の悪化

恐怖や不安があると、どんな症状も悪化する。これは医学界で広く受け入れられている唯一の心因性プロセスである。通常、「心理的重圧」と呼ばれている。

残念ながら、この考え方は慢性疼痛のような疾患を説明するのにも用いられている。わたしはこれにはまったく賛同できない。これについては第二部で論じる。

心理的要因による症状の軽減ないし消滅

痛みなどの症状が軽減した状態、よくすれば完全に消失した状態を指す。一般の市民生活ではめったにお目にかかれない。程度の差こそあれ、痛みなどの症状には精神的苦痛が付きものだからだ。ところが、痛みの研究では先駆者ともいえるヘンリー・ビーチャーは第二次世界大戦のさなか、重症を負った兵士には痛み止めのモルヒネがほとんど、あるいはまったく必要ない場合が多いことに気づいた。兵士たちはひどい傷を負ったにもかかわらず、命が助かったことを心から喜び、二度と戦場の恐怖に向き合わないで済むこと、これからは手厚く看護してもらえることに心底ほっとして、痛みを感じることがほとんど、あるいはまったくなかったのだ。これもまた心のもつ力を如実に示す、注目すべき事実である。一般の市民生活で同程度の傷を負えば、とてつもない不安に襲われ、必要なモルヒネも半端な量では済まないだろう。

精神病的（妄想的）症状

これも心因性限局痛と同様、重い精神病の結果として、すべて大脳で入念に作り出されたものである。わたしはこの疾患の治療経験はないが、心因性という理由でここに含めてある。

心身症

これについては第二部で詳しく述べるが、以下、そのリストである。

＊緊張性筋炎症候群（ＴＭＳ）
腰下肢痛の大部分
頚部痛、肩痛、上肢痛の大部分
脳神経が関与している症状（三叉神経痛、顔面神経麻痺）

線維筋痛症
緊張性筋痛症
筋筋膜痛症候群
顎関節症候群
腱炎の大部分
手根管症候群
反復性ストレス障害
反射性交感神経ジストロフィー
ポリオ後症候群
慢性疼痛の大部分
慢性疲労症候群と呼ばれる症状の大部分
エプスタイン・バー・ウイルス症候群

＊TMSの等価疾患
消化器系疾患
循環器系疾患
皮膚疾患

免疫系疾患
泌尿生殖器疾患
良性の心機能障害
その他

＊心の影響を考えるべき疾患
自己免疫疾患
ガン
心血管系疾患

心因性疾患の神経生理

基本的前提を確認しておこう。心理状態には身体症状を引き起こす力がある。その際、身体の特定の組織が生理的に変化する場合もあればしない場合もある。

現代の医師は、多くの精神科医も含めて、そのようなことが起きるとは思っていない。しかし実際には、この原因論への反証を目論む医学研究の多くは苦戦を強いられている状態だ。いい例がある。先般、胃潰瘍患者の一部にヘリコバクター・ピロリ菌の保菌者がいることがわかると、医師たちはそれだけで、潰瘍の原因はストレスではなく、この細菌だと結論してしまった。

実のところ、心理的要因が潰瘍のお膳立てをしているという事実は、ピロリ菌が存在しようがしまいが変わらない。わたしの患者には、筋骨格系の痛みから潰瘍の前段階を経て潰瘍を発症した者、逆に潰瘍から筋骨格系の痛みに移行した者が大勢いる。そうした患者には原因となる心理的要因がはっきりと見てとれるのである。

心はどのように身体症状を引き起こすのか

医学がいまだ脳のメカニズムの不思議を解明していない現在、この質問に答えることはできない。この質問は、脳はどういうメカニズムで思考するのか、どのように言語を生み出し理解するのか、その創造力はどこから来るのかといった、現段階では答えようがない質問と同類である。つまり、脳の機能は、その根本レベルにおいていまだ解明されていないということだ。したがって医学は、脳には言語能力、認識力、創造力以外にも、身体症状を**引き起こす**力があるという考え方を退けることができないのである。

心因性限局痛（転換性障害、ヒステリー）が現れる疾患の神経生理

心因性の身体疾患を研究する場合、まさに**患者が実験室**となる。図1（52頁）で示したとおり、発端は無意識下の心理状態だ。その後「ブラック・ボックス」の刺激によって、大脳の随意運動をコン

トロールする部位、身体の各部分から送られてくる感覚を認識する部位、視覚・聴覚・味覚・嗅覚など特定の感覚を処理する部位が活性化する。重要なのは、その身体症状は、身体の特定部位に損傷や疾患があるために現れたものではないという点だ。筋力低下、痛み、しびれ、視力喪失などといった症状が現れるが、それは単に、そうした症状を担当する脳細胞の「スイッチが入った」からにすぎない。これは一般的には転換反応といわれている。ひとつの脳細胞の刺激によって別の脳細胞が活性化する。この場合、刺激を与えた側が、無意識下の強烈な感情と関係のある脳細胞である。

転換性障害の症状について最初に言及したのはフロイトだが、彼は症状の原因となっている大脳のプロセスには思い至らなかった。しかしながら、身体症状を引き起こす心理現象の力を認識した点は、現代におけるもっとも重要な科学的業績と認められてしかるべきだ。

心因性限局痛は身体に生理的変化を起こさない。すべて大脳の中で起こっていることである。

心身症の神経生理

次頁の図2が示しているように、心身症発症前のプロセスは心因性限局痛を伴う疾患の場合と同じだ。特定の心理状態が特定の身体症状を引き起こすと考えている研究者もいるが、わたしはそういう症例にはめぐりあっていない。患者を観察していると、根底にある心理は転換性障害でも心身症でも同じであることがよくわかる。まるで大脳は、転換性障害はもはや疾患としては説得力に欠けると結論し、生理的変化が一目瞭然であるような別のプロセスを発生させ始めたかのようだ。大脳はその目

図2　心身症／精神身体症のモデル

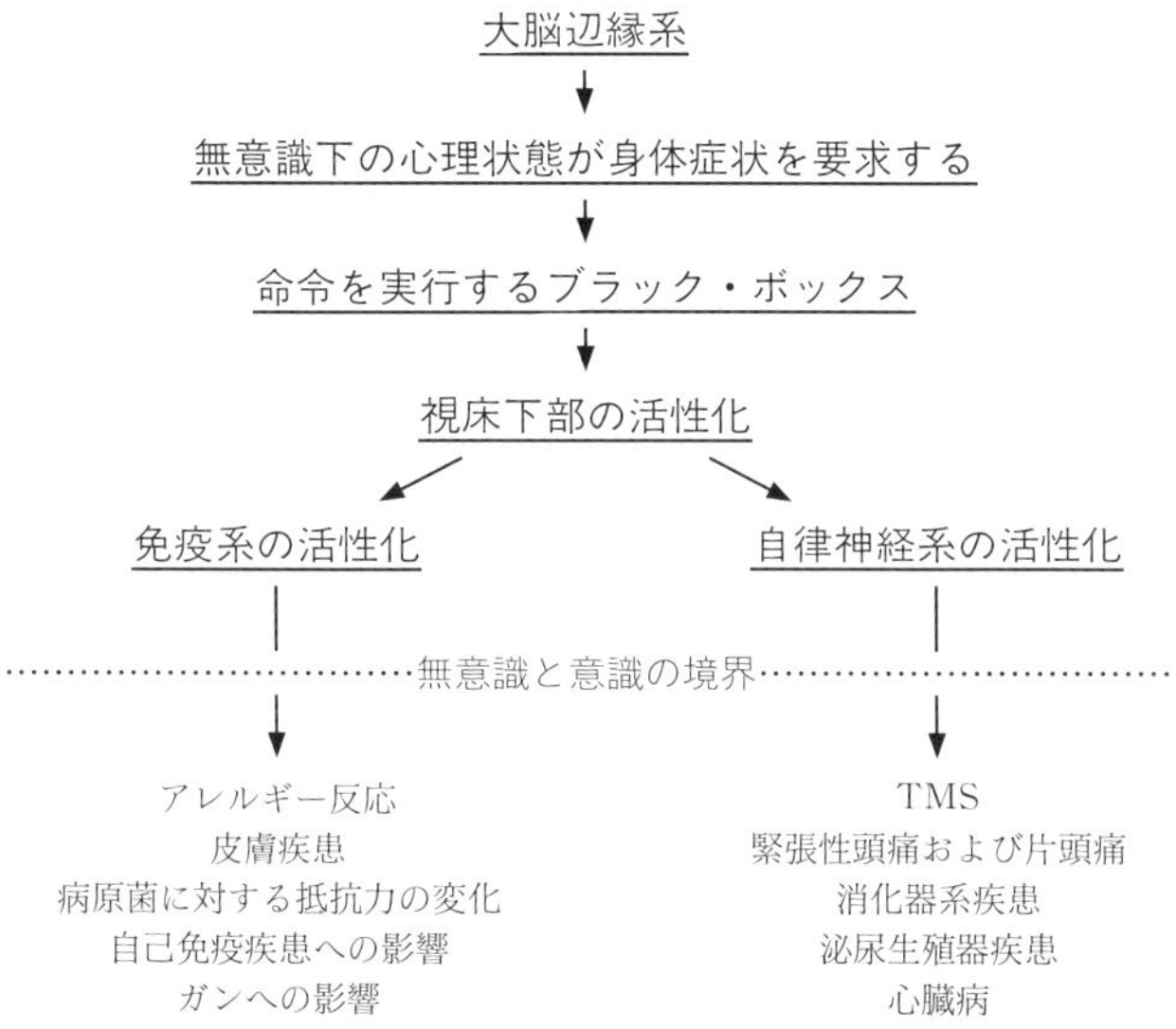

論見に自律神経系と免疫系を巻き込んだ。視床下部と呼ばれる脳の一部がこのプロセスの重要な中継地点である。目論見が達成されて起きるのが、図にも列挙したTMSとその等価疾患だ。免疫系の機能障害によって生じる症状を見ると、花粉や細菌など外部からの侵入者に対して過剰反応や過少反応を示していることがわかる。過剰反応の場合はアレルギー反応が起き、過少反応の場合は、風邪を引きやすい、尿路感染症や膣カンジタ症にかかりやすいなど、病気にかかりやすくなる。

身体化障害神話

「psychosomatic（精神身体／心身）」という言葉は、『精神疾患の診断・統計マニュアル第四版（ＤＳＭ-Ⅳ）』の心理的要因による身体症状の項に出てこない。たいていの精神科医は感情が刺激となって生理的プロセスが活性化するとは考えていないからだ。好まれるのは「身体化障害」「身体型障害」という用語である。

医学の原則は、このようにして、科学的証拠というよりむしろ多数派の決定に従って定められる。精神科医のほとんどが無意識下の現象が身体症状を引き起こすという考え方を却下し、現在の『ＤＳＭ-Ⅳ』の定義ができ上がった。しかし、そこに定義されている内容は、まさにわたしの研究が証明してきたことだ。『ＤＳＭ-Ⅳ』は身体化障害を「**病理検査の所見では説明できない**身体的苦痛や身体症状を訴える傾向」と定義している［強調はサーノ］。わたしの患者は、自分の痛みには実質的な根拠がないなどといわれようものなら、激怒するだろう。実際に筋肉や神経や腱に病態生理学的変化があり、それによって生じた身体症状を現に経験しているからであり、また、痛みを起こしている心理的な原因に直面すると痛みが消えることから、これが心理的要因によって引き起こされたものだとわかっているからである。

無意識下で起こる心理現象の役割を認めようとしないのは、昨今流行りのフロイト・バッシングの一環だ。現代の精神医学（たいていの精神分析医は除く）は、患者の無意識内を探るというような厄介なことに関わるより、薬剤や行動心理学のテクニックを使って治療する方を採る。これほど遺憾なことはない。無意識領域こそ、こうした身体疾患が発生した場所だからだ。薬剤や行動心理学は臭いものに蓋をするだけで、その臭いの発生源に対しては何をしたことにもならない。

TMSの病態生理

第1章では、心因性の症状が現れるのは感情から注意をそらし身体に注目させるためだという説明をした。本書で論じている心身症はすべてこの目的を達成するためのものだが、中でもTMSの諸症状の出るケースがずば抜けて多い。

脳はどのようにしてTMSを発症させるのだろうか。

実験的証拠および臨床的証拠から、脳が自律神経系を介在させていることがわかる。自律神経系は中枢神経系のサブシステムで、血流など身体の不随意機能を管理している。この神経系を介して標的と定めた組織への血流を軽く制限すれば、有効酸素の量が減少する。標的が筋肉や腱であれば痛みが生じ、神経であれば痛みやしびれが生じたり、チクチクする感じがあったり、ときには力が入らない感じになる。

症状の根底には軽い酸素欠乏があるのではないか。こう考えるようになったのは患者を観察し始めてまもなくのことだった。超音波、マッサージ、活発な運動といった理学療法によって、痛みはたいてい一時的に軽減する。こうした治療法はどれも局部の血流量を増加させるために行なわれるものであることから、酸素欠乏が原因ではないかと考えた。

この仮説を証明する実験がある。二〇年以上前になるが、背腰痛患者の筋肉の生体組織検査で、細胞核の軽い酸素欠乏が発見されている。一〇年ほど前には、スウェーデンの研究グループによって、

図３　TMSの病態生理

無意識下に抑圧された感情（憤怒）

↓

自律神経の異常な活性化

↓

局部的な血流不足（虚血）

↓

軽度の酸素欠乏

↓

筋肉痛、神経痛／しびれ、チクチクする感じ
力が入らない感じ、腱痛

線維筋痛症患者の筋肉では酸素含有量を示す数値が低いことが発見されている（線維筋痛症はＴＭＳの一種）。同グループはそれに続く論文で、線維筋痛症患者の痛みのある筋肉で交感神経（自律神経系の一部）をブロックすると痛みが消えると報告している。神経ブロックによって、筋肉への血液供給が正常に戻ったのだ。

同グループが最近発表した論文によると、肩上部の筋肉（僧帽筋）に痛みがある場合、運動時におけるその筋肉の酸素含有量は正常値を下回るという。被験者の症状から察するに、これらの患者はＴＭＳだったと思われる。

ＴＭＳの等価疾患に自律神経系の介在する疾患があまりに多いことから、ＴＭＳも同じく自律神経系を介して発症する疾患ではないかと考えるのは理にかなっている。高血圧も自律神経の活性化によって起きるという事実、多くの症例において高血圧の原因は抑圧された感情だとする証拠が増加しているという事実を見ても、この結論の重要性はさらによく納得できるはずだ。

いっぽしの研究ならＴＭＳ以外にも自律神経系を介して発症する痛みの病理を説明すべきだといわれても、わたしは痛くも痒くもない。重要なのは、症状を発生させるために脳が使っている方法ではなく、**脳が症状を発生させているという事実**である。わたしが酸素欠乏説を重視するのは、現在のところこれがもっとも筋の通った考え方であり、それを証明する実験的証拠もあるからだ。

酸素供給量のわずかな変化は、筋肉にも、神経や腱にも影響をおよぼしうるため、数多くの症状にＴＭＳの診断が下るのである。

心身症の蔓延

なんとも皮肉なのは、このいかにもありふれた疾患の原因を、医療の提供者たる医師たちが認識していないことだ。あるいは、知ってはいても認めようとしないことだ。わたしたちを苦しめる疾患の大半は、本質的に心身相関的なものである。米国国立保健統計センターがまとめた一九九二年の来診数を挙げよう。

喉の痛み	一七〇〇万人
腰痛	一四〇〇万人
胃痛	一二〇〇万人
頭痛	一〇〇〇万人

わたしの臨床経験からいえば、腰痛、胃痛、頭痛はそのほとんどが心理的要因によって引き起こされる。上気道感染症も心理的要因に大きく左右される。感染に抵抗し打ち勝つための免疫力は心理的要因の影響によって上下するからだ。

心理的要因によって身体症状が現れるのはきわめて正常だということを周知徹底させなくてはならない。なぜ正常なのか、その理由は明らかだ。日常生活にストレスや緊張を感じない者はいない。まじめで善良でありたいと思えば、なおさらだ。「ごく普通の」人々が常にストレスにさらされ、無意識下に絶え間なく怒りや憤怒を発生させている。

上記の症状を何ひとつ経験したことのない人がいたら、その人は心身症状を患ったことのない非常に稀な例外というべきだろう。

キャンディス・パートとそのチームの業績

心身症状の理論的・実質的病態を論じるにあたっては、キャンディス・パートの多大なる功績に触れないわけにはいかないだろう。心を意味する「mind」と身体を意味する「body」をくっつけてひとつの単語にしようと提案したのは彼女である。パートとその同僚はこの分野でもっともエキサイティングな研究に取り組んできたとわたしは考えている。とりわけ重要なのは、パートが実験科学者であり、ハード・サイエンスの実践者であるという点だ。

わたしの知るかぎり、感情の生化学について論じたのは、パートの研究チームが最初である。ニューロペプチドと呼ばれる化学物質は特定の受容体と結びつく性質がある。鍵と錠だと思っていただければいい。たとえば、モルヒネによって痛みが緩和するのは、モルヒネが痛みを減らす体内の受容体と結びつき、その受容体を活性化させるからだ。食欲、性行動、水分バランスなど身体的反応に受容体があるのと同様、憤怒、喜び、空腹感、痛み、楽しみ、悲嘆などあらゆる感情にも受容体がある。

大脳辺縁系（図1、2参照）は感情中枢で、これに属する扁桃と視床下部のふたつには、特に豊富にニューロペプチドの受容体がある。

パート博士はいう。「気分を司る大脳の領域には、ニューロペプチドが驚くべきパターンを描いて分布している。有機体全体のコミュニケーションを成立させているその領域の役割とこの分布パターンとを考え合わせると、ニューロペプチドこそが感情を生化学的に成立させているものだといえるだろう」

ニューロペプチドは脾臓や脊髄など、多くの部位で発見されている。免疫系の細胞である単核白血球がニューロペプチド受容体を携え、全身を移動しているのだ。

ニューロペプチドとその受容体の研究が進み、人間には心理情報などのあらゆる情報が全身に行きわたるネットワークがあり、そのネットワークを使って器官とシステムが互いに影響を与え合っているのではないかといわれるようになった。脳と身体の区別はなくなりつつある。脳のみが発生源だと考えられていた機能が、今やいたるところで見つかっており、またその逆の現象も発見されているからだ。インスリンは膵臓でしか生成されないと考えられていたが、現在では、脳でも生成され貯蔵されることがわかっている。大脳辺縁系にはインスリン受容体が大量に集まっている。

これだけでもすばらしい研究だが、もちろん今後にも期待できる。しかし、「ブラック・ボックス」は依然として謎に満ちたブラック・ボックスのままで、次々と疑問が湧いてくる。脳はどのように脳の機能を果たしているのか。いかなるプロセスがあって互いの意志の疎通が可能になるのか。思考するとはどういうことなのか。かくも複雑な感情はどのように生まれるのか。脳はどのようにして心身反応を起こそうと決め、どのようにしてその部位を選択するのか。

実験科学はこうした質問には答えられないだろう。答えるためには、新たな認識論、すなわちこれらの問題を考え研究するためのまったく別の考え方が必要となるだろう。そうこうする間も、わたしたちは何とか最善の道を選んで進んでいかなくてはならない。たとえメカニズムは正確に解明できなくても、観察を怠らず、観察結果をよく検討し、それを活かして進んでいくしかない。ベンジャミン・フランクリンはこういっている。「創造主がどのように自然界の法則を統べているのか知らなくても、たいした問題ではない。法則そのものを知っていれば十分である」

パート博士の研究を考慮に入れて図1、2を見ると、感情が自律神経系や免疫機能の変化を介していかに身体疾患の発症を促しているか、容易に理解することができる。もはや仮説などといってはいられない。実際に起きているのだ。根本的レベル、すなわち「ブラック・ボックス」のレベルでの説明がつかないというだけである。
いよいよ次は、世間に蔓延したこの心身症について考察する。

第二部　心身症は身体にどう現れるか

第3章　緊張性筋炎症候群（TMS）――腰下肢に現れる症状

　TMSの痛みの発生には三種類の組織が関わっている。筋肉、神経、腱の三つだ。筋肉の中で脳がターゲットにするのは姿勢筋と呼ばれるもの――首、肩、背中、腰の筋肉――のみだが、特にターゲットにされやすい部位というのもある。

　当然といえば当然だが、ターゲットとなった筋肉内やその周辺の神経が巻き添えを食うこともある。たとえば、腰部や臀部の筋肉がターゲットになった場合、腰神経や坐骨神経も影響を受ける。TMSは気まぐれだ。筋肉にしか現れないこともあれば、神経にしか現れないこともある。

　腱も、部位を問わずターゲットになりうる。特に症状の現れやすい部位もある。反復性ストレス障害の場合には、腱に問題が発生するケースが多い。

腰下肢痛

統計的に見ると、もっともＴＭＳを発症しやすいのは腰だ。腰痛と同時に、片方の下肢、ときには両下肢に症状が出ることもある。痛みは、身体を動かしているときにふいに襲ってくることもあれば、これといった理由がないのに徐々に強まってくることもある。患者は発症の瞬間にポンとかパキンという音が聞こえたと訴えることが多いが、症状を説明できるような構造異常が生じた形跡は見つかったためしがない。こうした訴えは、腰のくびれ辺りの筋肉に主訴がある場合が多いようだ。何らかの動作の最中に始まった場合は、それと同じ動きをこれまで何度繰り返してきたか知れないのに、その動作が痛みの原因だ、その動作で損傷が生じたのだと当人は信じてしまう。痛みは腰の左右両側に出ることもあれば、一方にしか出ないこともある。腰から臀部にかけて、ときには左右のウエストから大腿部付け根に至る部分に出ることもある。腰の筋肉が関わっているケースでは、胴体が片側に傾くこともある。

腰の痛みはときに耐えがたく、筋肉が痙攣しているのではないか、強い収縮が起きて元にもどらないのではないかと思ってしまうこともある。ふくらはぎなどによく起きるこむら返りの痛みといえば、よくおわかりだろう。こむら返りは、つっている筋肉を伸ばせば治る。しかし、ＴＭＳはストレッチでは治らない。そのために急性の痛みに一度襲われると、再発が恐ろしくてたまらなくなる。痙攣は数時間続くこともあれば、数日間再発を繰り返すこともあり、効くのは強い鎮痛剤のみだ。腰や臀部の痛みは筋肉に何かが起きた結果生じたものである。何とか痙攣が治まっても、鈍い痛みやひりひりする痛み、押さえつけられるような痛みが残ることもある。しつこいこわばりもＴＭＳの一種で、数週間、数カ月続くことがある。

腰部や臀部の筋肉の痛みには腰部傍脊柱筋や臀筋が関係している。まれに、会陰辺りの骨盤底筋にＴＭＳが発症することがある。患者はたいてい震え上がり、医師は首をかしげるばかりだ。しかし、心配するにはおよばない。典型的なＴＭＳの症状だからだ。

下肢痛は片側に出ることが多いが、ときには両側にも出る。痛みは臀部から始まり、大腿部と下腿部の外側を通ってつま先まで広がることもあれば、大腿部後面を降りて下腿部前面に回り、足の甲へと広がることもある。ときには鼠径部および大腿部上部前面に広がり、ごくたまに陰嚢や外陰部に広がることもある。パターンは実にさまざまで、大腿部や下腿部は飛び越して、足底や足の甲にだけ痛みが出るというようなケースもある。

このように発症部位が定まらないのはＴＭＳの特徴のひとつで、ＴＭＳだからこそ説明のつく現象である。構造的診断ではまず説明は不可能だろう。

下肢痛だけでなく、しびれやチクチクする感じもよくある症状で、これにも患者はぞっとする。さらに厄介なのは、下肢のさまざまな部位に力が入らない感じがすることだ。ときには筋力低下がはっきり確かめられることもある。膝がガクガクしたり、つま先を上げられなかったり（下垂足）、片足のつま先立ちができなかったりする。こうした所見はＴＭＳには珍しくなく、これらもまた心配は要らない。

下肢痛は鋭いことも鈍いこともあり、ひりひりと疼くこともあるが、激痛である場合が多い。押さえつけられるような痛みやこわばりを訴える患者もいる。

腰痛と臀部痛は筋肉に痛みが発生するが、下肢の症状は神経が病的プロセスに巻き込まれて発生する。生体組織に正常でない状態が生じると、重症度や良性・悪性にかかわらず、病的という言い方をする。TMSの場合、そのプロセスは常に良性であるが、症状はきわめて重症である。TMSの痛みがいろいろな部位に広がり、しかも痛む部位が移動する上に痛みが激しいというようなケースでは、椎間板ヘルニアなどの構造異常に原因を求めるのは不可能だ。しかし、そういう診断が現実にはまかりとおっている。

腰下肢痛に関係する神経

神経系は特殊な電気回路だと考えるとわかりやすい。脳から走る電線（神経線維）は脊髄を通り、筋肉に向かう他の電線と連絡して動作を指示するメッセージを伝える。ここで電線に例えたのは、運動神経線維である。しかし、神経系で特筆すべきは、この神経線維とは逆方向に走る神経線維があることだ。皮膚、筋肉、関節、腱から発している神経線維は、痛み、温度、身体各部の位置やそのほかにも数多くの感覚を脳に持ち帰り、脳が状況や対処法を判断できるようにする。これが感覚神経線維である。脊髄神経は首から仙骨（尾骨の上部）に至る脊髄から出ている神経で、運動神経線維と感覚神経線維双方から成り、脳からのメッセージを伝え、脳にメッセージを届ける。

ここで大切なのは、背骨の椎間板とその周辺の脊髄神経との解剖学的関係を知っておくことだ。椎間板は背骨の椎骨と椎骨との間にあり、衝撃を吸収したり身体を捻《ねじ》りやすくする役目を担っている。したがってその位置は、たとえば第四腰椎と第五腰椎の間の椎間板（L4-L5）というように、上下の椎骨の名称を使って表現する（背骨には頸椎が七個、胸椎が一二個、腰椎が五個ある）。

背骨のどの部分においても、脊髄から左右両側に一本ずつ神経が出ていて、それが椎間板の間近を通っている。第五腰椎の脊髄神経はL4-L5椎間板の間近を走っている。第一仙骨の脊髄神経は、腰椎最下部の第五腰椎と仙骨の間の椎間板（L5-S1）の間近を走っている。

このように椎間板と神経とが構造上近接しているために、あれこれトラブルが生じるのである。L4-L5椎間板にヘルニアがあり下肢痛があると、痛みの原因は決まってこのヘルニアのせいにされるが、わたしの臨床経験ではヘルニアが痛みの原因であったことはめったにない。実際にはこの診断を根拠にして、数多くの腰の外科手術が行なわれている。

腰の筋肉にTMSが発症したとき、影響を受ける神経は腰神経だ。たとえば、鼠径部で機能する腰神経、つまり第一腰神経がTMSのプロセスに巻き込まれ、軽い酸素欠乏が生じているとしよう。これに運動神経線維は関わっていないが、鼠径部で起きていることは感覚神経線維によって脳に伝えられる。その感覚神経線維が酸欠状態になると、あらゆる種類の痛み、ひりひりした感じ、押さえつけられるような感じ、しびれ、チクチクする感じなど、さまざまな症状が発生する。鼠径部やときには陰囊や外陰部にこうした症状のどれかがあれば、第一腰神経二本のうち、症状のある側の神経が関係していることがわかる。

第二、第三、第四腰神経には大腿部前面（大腿四頭筋）に続く運動神経線維が通っている。この腰神経のどれかが関与すると、膝の腱反射（膝蓋腱反射）が低下したり消失したりする。大腿四頭筋の筋力が低下することもある。第四腰神経は第五腰神経とともに足やつま先を持ち上げる筋肉に働きかける。こうした関係があるおかげで、つまずかずに歩けるのだ。その筋肉が弱まると下垂足になる。TMSでは、さまざまな程度の下垂足がよく見られる。

第二から第五までの腰神経は下肢の前面および側面の感覚機能も担っている。大腿部前面および側面の痛みは、専門用語で知覚異常性大腿股神経痛（外側大腿皮神経痛）と呼ばれているが、原因は明らかになっていない。この痛みは明らかにTMSの症状だ。

椎間板ヘルニアが腰仙部――第五腰椎と第一仙骨間の椎間板（L5-S1）のことだが、この椎間板は第一仙骨神経に影響を与える可能性がある――にあり、下肢の前面に痛みや感覚異常がある場合、この部位の椎間板の異常は痛みの原因ではないとされる。第一仙骨神経は下肢の後面を担っているからだ。逆に、椎間板ヘルニアがL4-L5――第五腰神経に影響を与える――にある人が下肢の後面の痛みを訴えることが多いが、この場合も椎間板の異常が痛みの原因でないことははっきりしている。下肢の後面を担うのは第一、第二仙骨神経であって、第五腰神経ではないからだ。TMSは脊髄神経にも関わっていることが多く、これらのケースの痛みの原因はＴＭＳである。

このような診断と症状の不一致がきっかけで、わたしは椎間板ヘルニアは痛みの原因ではないのではないかと考えるようになった。ときにはヘルニアの位置と痛みとが一致する場合もある。これは偶然の一致では片づけられないことかもしれない。賢明な脳はヘルニアの存在に気づき、意図的にその部位を選んで症状を発生させているとわたしは考えるようになった。

坐骨神経痛

もうひとつ、ＴＭＳの下肢痛にしばしば関わっている悪名高い末梢神経がある。坐骨神経だ。坐骨神経痛はよく知られた病名で、医師も患者も診断名として使っているが、これは下肢に痛みがあるということをいっているにすぎない。患者はきまって、ヘルニアのある椎間板が坐骨神経を圧迫しているために痛みが生じているという説明を受ける。これは解剖学的にはありえない。医師の説明が意味しているのは、ヘルニアのある椎間板からはみ出た物質が、坐骨神経に枝を伸ばす脊髄神経のひとつを圧迫しているというほどのことだ。なるほど五本の脊髄神経、第三、第四、第五腰神経と第一、第二仙骨神経が坐骨神経に枝を伸ばしている。しかし、神経生理学的論理に従えば、神経の圧迫が続くとほんのしばらくは痛みを感じるが、すぐにまったく感覚がなくなるはずだ。神経は持続的に圧迫されるような目に遭うと、機能がストップするのである。わたしも実際、腰のくびれ部分の腰神経や坐骨神経がＴＭＳに関与していることが多いのは確認している。ただし、症状の原因は神経の圧迫ではなく、酸素欠乏だ。ＴＭＳであるからこそ、「坐骨神経痛」患者は下肢のさまざまな部位にさまざまな種類の痛みを訴え、ときに下肢痛が左右入れ替わったりもするのである。椎間板ヘルニアのような構造異常で、こうした臨床像が現れることはない。坐骨神経痛患者の多くはＸ線撮影などの画像診断でも構造異常は見つかっていない。

なぜ、痛みの原因はＴＭＳであって、椎間板その他の構造異常ではない、と自信をもっていえるのか。わたしは長い間、椎間板その他の構造異常が見つかり、そうした変化が痛みの原因だと診断された患者を何千人と診てきた。こういう患者の病歴を聴取し理学検査を行なうと、ＴＭＳという診断に行き着く。そして、この診断に従って治療すると、何週間も何カ月も身体を動かせないほどの痛みが続いていた患者がまたたく間に改善する。そうした経験が、わたしの自信の根拠になっているのである。

パブロフの犬——条件づけ

ＴＭＳの臨床的特徴としてとりわけ重要なのは、患者が特定の痛みのパターンを形成する傾向があることだ。患者は、昼間のある時間、夜のある時間になると必ず痛くなるとか、あることをすると、ある姿勢を取ると必ず痛むとか、これはできるがあれはできないなどとよく訴える。

これらは条件づけによる反応だ。連想による自動的あるいは無意識的な反応で、パブロフの犬が、ベルの音がしたら餌がもらえるという関係を学習したのとまったく同じである。いったん条件づけができ上がると、犬はベルの音がするだけでよだれを垂らした。人間も動物同様、条件づけが可能だ。条件づけによってでき上がったパターンには、非常にありふれたものもあれば、奇妙なものもある。

たとえば、腰痛患者には、数分座っていると痛みがひどくて座っていられなくなるというケースが非常に多い。ある種類の椅子なら座っていられるが、別の椅子ではダメだというのもある。自動車に乗っていられない、特に運転席がいけないという人も多い。ところが、こういう患者と同じ部位に痛みのある別の患者が、座っているのはまったく問題ないのに、立ち上がって動き回るのは数分ともたなかったりする。いずれにせよ、こうした問題は日常生活に混乱を来たす。構造上座る部位からほど遠い腰の上部に痛みのある人が、座れないつらさをこぼしたりもする。

TMS患者にあまねく見られるこのパターンの形成は、パブロフの条件づけの結果、あるいはもっと現代的な言い方をすれば、プログラミングの結果であることが、ここ数年で明らかになってきた。特定の動作や姿勢、昼のある時間、夜のある時間を、無意識のうちに痛みの始まりと結びつけるのに、時間はかからない。パブロフの犬がベルの音と餌とを結びつけたように、さまざまな現象と痛みの発生とを結びつけるのである。

よくあるパターンの例を挙げよう。

1．起床時にはかなり調子がいいが、日中徐々に痛みが悪化し、夕方になる頃には歩くのもやっとという状態になる。

2．朝が最悪で、ベッドから起き出すのに大変な思いをする。熱いシャワーを浴びると気分が少し上向き、出勤する頃には楽に歩き回れるようになる。時間が経つにつれ、調子が上がる。

3．日中はいいが、夜がひどい。一晩中横になったり起き出したりで、どんな姿勢もつらい。夜は鎮痛剤が欠かせない。

4．夜はよく眠れるが、日中ひどく痛む。

5．毎晩きっかり三時になると、ひどい痛みで目が覚める。痛みで正確な時間がわかる。ずれた試しがない。

6．トラック運送業を営み、荷物の上げ下ろしを一日中やっているが、痛みはない。ところが、朝、髭を剃ろうとシンクで前かがみになると激しい痛みに襲われる。

7．一カ所にじっと立っていると必ず痛くなってくる。スーパーマーケットのレジ待ちが耐えがたい。

8．テニスコートに向かって歩くだけで、ボールを打ってもいないのに痛み始める。

9．ウィンドサーフィンは平気でできるのに、柔らかな椅子には座っていられない。

10．ゴルフで一八ホール回っても痛くならないのに、普段は一ブロックも歩かないうちに痛みが出る。

11．乗馬は問題ないのに、階段を上ると痛みが出る。

12・ハイキングで山道を二時間歩いても痛みは出ないのに、コンクリート舗装の道を歩くのは苦痛だ。

条件づけの実際が非常によくわかる手紙があるので、一部抜粋を紹介しよう。

先生の治療プログラムに取り組み始めて二カ月もしないうちに、わたしの症状はほぼ完全になくなりました。けれども、痛みが消えたことよりもさらに重要だと思うのは、身体を傷めやしないかといつも怯えていた気持ちが消えたことです。たぶん自分が「治った」と実感できたのは、ルームサイクルを漕いでみようという勇気が湧いたときだったと思います。ルームサイクルは寝室の一隅で何年も埃をかぶったままでした。以前は、試しにと思ってほんの一分でも漕ぐと、背中や腰が痛くなり、その痛みが何日も何週間も続きました。カイロプラクターも整形外科医もこれには首をひねるばかりです。腰痛があまりひどくなかった頃には、止めておいた方がいいとアドバイスされたいつもの前かがみの姿勢で、十段変速自転車を平気で乗り回していたからです。でも先生は、わたしがルームサイクルを毛嫌いするのは条件づけだと教えてくださいました。以前ルームサイクルを漕いでいる最中に身体を傷めたと信じているせいで、また漕いだら、もっと傷めることにならないかと心配しているのだと教えてくださいました。

それから二、三週間、毎日の注意を繰り返しながら、目の片隅で元凶ともいうべきルームサイクルをチラチラ眺めていましたが、いよいよそのときが来ました。最初に試したとき、五分ほど漕いだだけでしたが、すぐ悪夢は去ったことがわかりました。実はその頃にはもう、ルームサイクルを漕いでも何ごとも起こらないとはっきり確信していましたから、あとはもう試すだけだったのです。もちろんそれで間違いありませんでした。すぐに時間を延ばし、スピードも上げていきました。正直なところ、そんなふうに自由を取り戻せて有頂天になり、しばらくは寝ても覚めても漕ぐことしか考えられないようなありさまでした。

腰痛の場合、恐怖、誤った情報、身体を動かせないという事実が患者の思い込みを左右するため、さまざまな現象と痛みが結び付けられて条件づけされるのも不思議ではない。いつどのように条件づけされるかは定かではないが、痛みが出た直後であるのは間違いない。条件づけは臨床像の中でも非常に重要な現実の病像であり、これは、腰痛患者にとってはひとつの安心材料となる。痛みのパターンは条件づけの産物であって、病的なものではないからだ。言い換えると、座っていて痛くなるのは、座るという行為が腰や背中に悪いからではないということである。痛みが出るのは、そのとき痛みが出るように条件づけされているからだ。幸いなことに、この条件づけは解除できる。わたしの患者は、治療プログラム開始から二、三週間で条件づけが解ける。TMS関連のわたしの著書をじっくり読んで改善するのは、本から正しい情報を得ることによって条件づけが解けるからだ。

腰下肢痛患者の理学検査

まず患者の歩き方、立ち方を観察する。片方の下肢に力が入らない状態は珍しくなく、そういう場合には患側《かんそく》の下肢をかばっている。ときにはつま先を持ち上げる筋肉がひどく弱っていることがあるが、これは足取りを観察すれば見つかる。上体が左右どちらかに傾いていることも多く、これは腰部傍脊柱筋に症状があるということだ。腰を折って前かがみになるように指示することでもいろいろわかる。この動作を嫌がる患者が多いのは、あとで痛くなるのではないかという恐怖心があるか、あるいは、前かがみになるのは腰や背中に悪いといわれつづけてきたからだ。前かがみを嫌がらない患者でも、大半は昔のようには曲げられないと訴える。もちろん、なかには怯えも痛みもなく普通に前かがみができる人もいるが、たいていは身体を曲げながら腰痛や下肢痛を訴える。

足首や膝の筋力を調べる機能テストは、直立姿勢で行なう。腱反射は座った状態で調べ、下肢の運動能力低下について情報を集める。

下肢の血液循環は、診察台上で足と足首の脈拍を取って調べる。膝周辺の腱および腸脛靭帯の痛みは触診で探す。腸脛靭帯は、大転子と呼ばれる大腿骨上部の突起の上から大腿部側面を通って膝まで伸びる長い腱で、TMS患者の八〇パーセントが、痛みの現場に関係なく（首に痛みがあろうと、肩、背中の上部、背中の中央部、腰に痛みがあろうと）、この腱にも痛みを訴える。いわゆる「ストレート・レッグ・レイジング・テスト」（下肢をまっすぐに伸ばして持ち上げるテスト）を行なうのは、ただ患者がそれをできるかどうか、そうすると痛みが生じるかどうかを見るためである。診断的価値はまったくないとわたしは思っている。

背中から腰にかけての圧痛点を調べるときは、うつ伏せの状態で触診する。TMS患者の九九パーセントが、両臀部外側上部、腰部傍脊柱筋の深部（腰のくびれ部分の筋肉）、上部僧帽筋（肩上部）にさまざまな強さの圧痛を訴える。繰り返すが、痛みの主要現場とはまったく関係なく、この圧痛がある。これは、痛みの原因は中枢神経系、すなわち脳にあるということを非常にはっきりと示していることにならないだろうか。

最後に、神経の検査も別途行なう。神経組織の関与を明らかにするためだ。しかし、めざす神経の異常が見つかっても、それによって診断を下すことはできない。医師がそれを使って症状を説明し、患者を納得させることができるというだけだ。

腰下肢痛に対する従来の診断

現在の一般的医療だと、実際にはTMSであっても、X線撮影やその他の画像診断で構造異常が見つかると、どんなものでも、当たり前のようにそれが痛みの原因だとみなされる。だが、わたしの臨床経験からいえば、構造異常が痛みの原因であったことはめったにない。

診断は大きく次の二つに分類できる。

1. 背骨の構造異常で、後天的・先天的を問わない。
2. 痛みを伴う原因不明の筋肉疾患。

構造異常

——変形性関節症

構造異常に分類されるものでは、老化に伴う背骨の変形がもっとも多い。背骨の関節症、変形性関節症といわれるものだ。老化に伴う変形は早ければ二〇歳頃から始まり、背骨の中でももっとも活発に動く部分、すなわち第四、第五腰椎と第五頚椎では、普通ほかの部分より変形が早く進む。変形性関節症には、背骨のどの部位にもできる骨棘《こっきょく》（棘のように突き出た状態）、専門的には脊椎症と呼ばれるものも含まれる。老化によって背骨の関節に生じる変形は、ファセット（椎間関節）症候群と呼ばれ、これまでずっと治療の対象とされてきたが、現在では症状を伴わない単なる変化だと考えられている。

一九七六年にはエルサレムのハダーサ病院の医師たちが、背骨の変形性関節症の有無は腰痛の発症に無関係であることを発見し、報告している。

コペンハーゲン大学の医師グループは、腰痛のある二三八名のX線写真と痛みの病歴がまったくない六六名のX線写真とを比較し、椎間板の退化と脊椎症（骨棘）の存在に関して、両群のX線写真に有意差は認められなかったと報告している。同グループはこうした変形が加齢とともに進んでいることも認めている。予想しえたことといえばそれまでだが、要は、この変形は正常な変化だということだ。

——脊柱管狭窄症

老化による変形で重要なものには、脊柱管狭窄症もある。しばしば外科手術の対象となるからだ。脊柱管は脊髄や脊髄神経の通り道で、加齢とともに骨棘が増殖して次第に狭くなる。激しい痛みを訴えるTMS患者にこの狭窄が発見されると、外科手術が薦められ、痛みに追いつめられた患者は手術を受けざるを得なくなる場合が多い。わたしはこの診断を下された患者を大勢診てきたが、本当に手術が必要だったのはわずか一例のみだった。それ以外の患者はTMSの治療を受け、狭窄は依然としてあるにもかかわらず痛みから解放されたという事実を知れば、いっそう納得いただけるだろう。

神経外科医のH・L・ロゾモフは、脊柱管狭窄症の大半は手術以外の方法で治療できると報告している。同博士は長年にわたって外科手術による治療を行なってきた医師であるだけに、これはとりわけ注目すべき発言である。

わたしの患者を対象に初めて行なった追跡調査で、もっとも腰痛を発症しやすい年齢層は三〇歳から六〇歳までであることがわかった。六〇歳を過ぎると、発症率は目に見えて落ちる。もし老化が腰痛の原因であれば、発症率は年齢とともに上がるはずだ。ところが実際には、大きなストレスと緊張を抱える中年期の人々がもっとも頻繁にこの疼痛症候群を発症しているのであり、やはりこれは、痛みの原因はTMSであって、背骨の構造異常ではないということになる。

――椎間板の病理

老化による変形の中で、統計的にもっとも一般的でありながら飛び抜けて厄介な変形を起こすのが、椎間板である。椎間板はふたつの椎骨の間にあってショックを吸収する役目を担っているが、かなり早い年齢から磨耗し始める。第五腰椎と仙骨との間の椎間板は、たいてい二〇歳の頃にはすでに変質している。この変質というのは、椎間板が薄くなって上下の椎骨が近づいた状態、あるいは、線維輪と呼ばれる椎間板の組織にできた裂け目から内部組織（髄核）が漏れ出して――重症度の低い方から順にいうと――椎間板が膨らんだり出っ張ったり、あるいは内部組織が飛び出したりした状態をいう。膨らみや出っ張りは椎間板膨隆、椎間板突出と呼ばれ、髄核の脱出は椎間板ヘルニアと呼ばれている。

わたしの臨床経験では、大きな椎間板ヘルニアであっても、これが持続性の痛みの原因になることはまずない。最初だけわずかに痛むケースはあるだろうが、それだけである。

腰部の椎間板ヘルニアで、患者が訴える痛みの位置と、そのヘルニアによって痛みが出るとされている位置とがぴったり一致することがたまにあるが、この事実にはわたしも長い間戸惑っていた。たとえば、第一仙骨神経の近くにヘルニアのある患者が、その神経が支配している下肢に痛みを訴える。となるほど、これなら痛みの原因をヘルニアのせいにしたくもなる。しかし、症状が何週間も何カ月もしつこく続き、TMSの徴候あるいは症状があったため、最初の痛みは確かにヘルニアのせいだったかもしれないが、**ヘルニアは持続性の痛みを引き起こすことはない**とはっきりいえたのである。

なぜ脳は椎間板に罪を着せようとするのだろうか。答えは、脳がＴＭＳを発症させる際にどんな戦略を使うのかを研究することで明らかになる。症状が出るのは、何か身体を動かしている最中であることが多い。その動作が原因で痛みが出たと思い込ませるには、動きは激しい方が好都合だ。実際のところ、身体に生じた出来事は、痛みの原因にはならなくても引き金にはなる。重要なのはここである。これをはっきりさせないと、何百万という人々がいつまでも痛みに囚われて、身体を動かすのが怖いと思い込んだままになる。

椎間板ヘルニアは、身体に生じた出来事と同様、ＴＭＳの引き金になるが、ただの引き金ではない。脳は椎間板に異常があるのに気づき、その異常にふさわしい部位に症状を発生させようとするのだ。しかし、度を越すことも多く、たとえば、下肢のあちこちに痛みが出たり、痛みが右側から左側へ、あるいは左側から右側へと移動したりする。そもそも出るはずのない側に出ることもある。

もしこの考え方が奇妙だの、不愉快だの、世迷言だのと思われるなら、疼痛症候群の目的を思い出していただきたい。無意識の心は、自分が痛みよりはるかに危険だと考えているものに対して非論理的に反応する。

医学文献は、腰部椎間板ヘルニアに対してどのような見解を示しているのだろう。以下が参考になると思う。

神経外科医のＨ・Ｌ・ロゾモフは、腰部椎間板ヘルニアが腰下肢痛の原因になっているのは全症例の三パーセントにも満たないことに気づき、現在は保存的な治療、すなわち手術以外の治療を行なっている。

腰痛研究で世界的に有名なアルフ・ナチェムソンは、腰痛の大半は原因不明であり、患者の九八パーセントは保存的に治療すべきだと述べている。

ある研究グループが、腰痛のない一〇八名の脊髄造影像に腰部椎間板ヘルニアが認められたと報告している。しかし、追跡調査によって、三年以内にその六四パーセントが神経症状を訴えたことがわかり、原因は元からあったヘルニアだと結論したという。

わたしはこの結論は間違いではないかと思っている。この患者たちはTMSを発症したのではないだろうか。上記の症候学の考え方を否定する研究がある。ローマ大学およびラクイラ大学の医師グループの報告によれば、MRIで腰部椎間板ヘルニアが確認された患者の六三パーセントに保存的治療を施し、六〜一五カ月後にMRIで再検査した結果、ヘルニアの縮小が明らかになったという。

ジョージ・ワシントン大学のグループが一九八四年発行の医学雑誌『スパイン *Spine*』に興味深い研究を発表している。腰痛のない患者五二名の腰部のCTスキャンを、患者の病歴を知らない神経放射線医師に見てもらうと、全体の三五・四パーセントに、また四〇歳以上の患者群ではその半数に、椎間板の異常、脊柱管狭窄、その他の老化による変形が確認されたのである。これらは正常な変化であって、ほとんどのケースでどんな痛みの原因にもなっていなかった。

ワシントン大学のリチャード・デーヨ、ジョン・レーザー、スタンリー・ビゴスは、腰部椎間板ヘルニアがある患者で外科手術が必要なのは五～一〇パーセントにすぎないとしつつも、CTスキャンやMRIでヘルニアが確認され、特有の痛みと神経の機能低下があり、保存的治療を六週間続けても効果がない場合には手術が必要だと述べている。

わたしは、外科手術に関するこの基準は信頼できないと考えている。TMSであっても「特有の」痛みや神経症状が生じるし、適切な診断と治療を行なわなければ数週間でも数カ月でも痛みは続くからだ。

さらに最近の研究で、モーリン・ジャンセン率いる研究チームが『ニューイングランド医学雑誌 *New England Journal of Medicine*』に発表したものは、マスコミにも大いに注目された。腰下肢痛の病歴のない九八名を対象に、腰椎をMRIで調べると、被験者の三六パーセントはどの部分の椎間板も正常であり、五二パーセントに一カ所以上の膨隆、二七パーセントに椎間板の突出、一パーセントに髄核の脱出があった。この研究は、「MRIによって腰痛患者に椎間板の膨隆や突出が見つかっても、多くは偶然によるものである」と結ばれている。

一九八七年、わたしは椎間板ヘルニアが原因だとされた患者一〇九名を対象に追跡調査を実施した。どの症例のヘルニアもCTスキャンで調べたものだった。これらの患者は一九八四年から一九八六年に治療を受けており、当時はまだMRIは使われていないが、ヘルニアはCTスキャンで正確に確認できた。そして、どの患者も病歴聴取と理学検査の結果、TMSと診断された。つまり、ヘルニアは痛みの原因ではなかったわけだ。患者は全員わたしの教育プログラムに参加し、治療から一～三年後の聞き取り調査では、九六名（八八パーセント）が完全もしくはほとんど痛みがなくなり、運動制限も恐怖もない普通の日常生活を送っていた。一一名（一〇パーセント）は改善したが、まだ運動制限が残り、いくらか恐怖も残っていた。二名（二パーセント）は治療に失敗した。

この治療では、患者が痛みは心理的要因によるものだという考え方を受け入れるかどうか、事前に見きわめる手間をかけていない。すなわち、上記の一〇九名の中にはこの診断を完全には受け入れていない患者もいたということだ。心理的要因によるものであることを受け入れられない患者は改善しない。したがって現在では、事前に患者をふるいわけし、診断を受け入れた患者だけにわたしの治療プログラムを受けてもらうようにしている。

医学研究では、診断理論にせよ新たな治療法にせよ、当然のことながらその正しさを証明しなければならない。TMSの診断がいかに正確であるかをもっともよく証明しているのは、痛みが完全に消えた患者が九〇パーセントを越えているという事実だ（こうした患者も、わたしの治療を受ける前は何年間も痛みの再発を繰り返し、身体を思うように動かせなかったというケースが多い）。TMSが正しい診断であることを示すこれ以上説得力のある証拠はないと思う。TMSでもその他の流行病でも、要は診断だ。医学界がTMSの診断を拒絶するかぎり、蔓延は収まらない。

ほかにもまだ触れておくべき構造的診断がある。どれも当たり前のように腰痛の原因だとされているものだ。

――脊柱側彎症

これは脊柱が側方へ彎曲する非常に有名な背骨の構造異常で、彎曲は背骨のほぼ全体におよんでいることが多い。原因はいまだ解明されていない。一〇代で発症するケースが多く、彎曲が重度の場合、特に急速に進行している場合には、外科手術が必要となることもあるが、一〇代の患者では例外なく無痛である。成人の脊柱側彎症が痛みを伴うとされていること自体、わたしにとっては驚きというほかない。痛みの原因の説明に詰まって、論理が飛躍するのだ。TMSの痛みが繰り返し構造異常や身体的要因、物理的要因のせいにされるのは、医療関係者がTMSの存在に気づいていないからである。

これで思い出すのは、腰痛が脊柱側彎症によるものだと診断され外科手術を二度受けた女性のことである。彼女は三度目の手術を受けるために入院していた。手術の前に、スタッフのひとりでTMSの知識があった心理学者が彼女に気づき、心理的要因による痛みの可能性があることを外科医に知らせた。そこで女性は手術を受ける代わりに、わたしの治療プログラムを受けることになった。数週間もしないうちに彼女の痛みは消え、その後も再発していない。

――脊椎辷《すべ》り症

これは一見ぎょっとする構造異常で、腰椎の整列が乱れ、椎骨のひとつが多くは前方にずれている状態をいう。重症度は軽度から重度までさまざまだ。原因は不明だが、わたしの臨床経験でいえば、無痛の疾患である。ある若い女性の連続X線写真が手元にあるが、彼女は痛みがなかったために、自分にこの異常があるのを知らなかった。X線撮影は別の理由で行なったもので、偶然、脊椎辷り症が見つかったのである。そう聞いても、わたしは別段驚かない。TMSでない脊椎辷り症患者はまだ診たことがないからだ。

——梨状筋症候群

臀部の深部に梨状筋という名前の筋肉があり、坐骨神経をかすめるようにして坐骨のくぼみを通り股関節の大転子まで走っている。いつどこでこの診断名が誕生したのかわたしは知らないが、臀部の痛みは坐骨神経が梨状筋によって圧迫されて起きるという説ができ上がった。なぜそういうことが起きるのか、どういう状況で起きるのかは、今もって科学的には説明されていない。わたしは、この診断には根拠がなく、ほかに臀部痛をうまく説明する理由がないために使われているだけだと考えている。いうまでもなく、こういう痛みをTMS以上にうまく説明できるものはない。梨状筋症候群という診断は、一時的に用いられているだけであって、いずれ姿を消すだろう。

——変形性股関節症

誤って腰痛の原因とされている構造異常に、もうひとつ忘れてはいけないものがある。変形性股関節症だ。股関節の変形は特に珍しいものではなく、臀部にTMSの痛みが発生するのも珍しくない。その結果、これもよくあるパターンで、痛みの原因は股関節にあるとされ、比較的軽度の変形しか認められない場合でも、股関節全体を取り替える外科手術が行なわれる。わたしは何例かの症例で手術前に介入し、手術をしないで痛みを治すのに成功している。さらにいえば、手術を受けながら相変わらず痛みに苦しんでいる患者も多々知っている。

先天性異常

背骨の先天性異常で腰痛の原因とされているのは、潜在性脊椎披裂（二分脊椎）、脊椎分離症、腰仙移行椎の三つである。前ふたつは椎骨の一部が欠如し、三つ目は椎骨がひとつ余計にある状態をいう。アレキサンダー・マゴラとアーミン・シュワルツ両博士は、腰痛患者と健常者との比較研究を行ない、両群にはこうした疾患の検出率に有意差がないことを発見している。わたしの臨床経験では、どれも腰痛を引き起こすことはない。

その他の診断

——線維筋痛症

近年になって線維筋痛症（FMS）と呼ばれるようになった疾患は、TMSの典型症状を示す。この病名は、一九〇四年以降に知られるようになった痛みを伴う疾患を表わす多くの病名のひとつで、最初に使ったのはウィリアム・ガワーズ卿である。この疾患、あるいはこれと似た症状が長年さまざまな名称で呼ばれてきた。その一部を紹介しよう。結合組織炎、線維筋炎、筋結合組織炎、筋筋膜痛、筋肉リウマチ、緊張性筋痛症、筋肉痛、リウマチ性筋炎、骨髄症などである。

以下は米国リウマチ学会が出した線維筋痛症の診断基準である。

1. 広範囲におよぶ痛みの病歴があること。公式の定義では、これに身体の特定部位の列記が続くが、ほぼ全体幹（前面、背面とも）および四肢各部を網羅している。

2. 指で圧迫を加えた際、以下に挙げた一八の圧痛点のうち一一カ所に圧痛があること。圧痛点は、次の九部位の左右両側に見つかる。

a. 後頭部（頭蓋骨の基底部分）
b. 下顎部（首の後ろ側）
c. 僧帽筋（肩上部）
d. 棘上筋（背上部の肩甲骨に近い部分）
e. 第二肋骨（胸骨付近）
f. 外側上顆（肘部分）
g. 臀筋（臀部の上部外側）
h. 大転子（股関節突起上部）
i. 膝（内側）

わたしは以前から、TMSと診断された患者の九八パーセントには、痛みの部位に関係なく、上記九部位のうちの三部位の左右両側に圧痛点があることに気づいていた。これは偶然の一致ではない。たとえば、主訴が片側の首と肩の痛みであっても、臀筋や股関節の辺り、肩上部に圧迫を加えると圧痛がある。この三部位のように必ずというわけではないが、肘、膝、後頭部、下顎部にも圧痛点のあるケースが、わたしの患者には多い。

後頭部、大転子付近、肘、膝の四部位での痛みの現場は腱であり、腱の関与はTMSのもっとも重要な特徴である。

わたしは長年、線維筋痛症は重いTMSだと主張してきた。わたしの所見が米国リウマチ学会の診断基準と類似しているという事実によって、この主張はいっそう説得力のあるものになった。

線維筋痛症患者には一般的に心理的要因による症状もある。線維筋痛症患者は不安や抑うつ傾向を示すことが多く、睡眠障害や無気力にも苦しんでいる。

線維筋痛症はTMSのひとつであることから、わたしは別の医療機関で線維筋痛症と診断された数多くの患者を診察し、その治療に成功を収めてきた。わたしの扱った症例のほとんどは米国リウマチ学会の診断基準を満たしていなかったが、それでも診断は線維筋痛症とされていた。

アメリカで線維筋痛症を発症する男女比は、一対一〇である。何百万というアメリカ人女性がこの診断に苦しめられている。医療関係者から、この疾患の原因は不明であり、がんばって痛みとともに生きていかなくてはいけないと聞かされているのだ。そういう女性のひとりが最近、幇助自殺を図った。

臨床医たちは問いつづけている。線維筋痛症は一疾患として独立したものなのか、と。いや、TMSの一部にすぎない。したがって心身症でもある。もちろん、これで、いつまで経ってもこの疾患が医師にとって謎である理由がおわかりになるだろう。

ここからは線維筋痛症に類するその他の疾患を見ていこう。

――筋筋膜痛症候群および顎関節症候群（TMJ）

線維筋痛症、筋筋膜痛症候群（MPS）、顎関節症候群（TMJ）の三つは医学文献で同時に論じられることが多い。これらはTMSが別の形で発現したものだとわたしは考えている。三つは解剖学的にも疫学的にも異なっているし、臨床パターンも重症度も一様ではない。線維筋痛症とMPSとを比較すると、興味深い結果が出てきて、説明にも役に立つ。男女比を見ると、線維筋痛症は一対一〇で女性に多く、MPSは二対一で男性に多い。線維筋痛症では、圧痛点が胴体の前面および背面、四肢等いたるところに見つかる。MPSは背腰部にしか発症しない。線維筋痛症患者は身体がこわばって疲れやすく、不安を訴え、抑うつや不眠の症状が出る。こういった症状は通常MPS患者には見られない。また線維筋痛症はめったに改善することがない。

共通しているのは痛みであり、軽い酸素欠乏である。さらに、非常に深い部分に心理的な要因――すなわち抑圧された憤怒の輪郭が見えている点も同じだ。

ＴＭＪは顎の筋肉に痛みが生じる疾患で、たいていの歯科医は顎関節の構造異常に原因があるとしている。わたしには、顎の筋肉で起きていることは背腰部で起きているＴＭＳによく似ているとわかっている。関節の異常は、症状の原因ではなく、結果である。

痛みの現場は筋肉だ。

本項の疾患については簡単な説明しかしていない。完全に説明するのは本書の守備範囲を越えると同時に、本書の目的を逸脱するためでもある。はっきりお伝えしなくてはならないのは、これらが無意識下の心理現象によって引き起こされる心因性の疾患であるということだ。線維筋痛症、ＭＰＳ、ＴＭＪは、いずれもＴＭＳである。これらの疾患を解明するために世界中で研究が続けられてきたが、はっきりしたのはその病態と結果であって、原因ではない。心因性疾患ではないかという仮説に対して、これまで気まぐれに首を突っ込んだ者はいたが、本格的な調査研究に取り組む者はまだいない。こうした研究が行なわれるまで、世の医師たちはもがきつづける。元々線維筋痛症、ＭＰＳ、ＴＭＪだと診断された疾患であってもＴＭＳの治療で着実に改善しているという事実が、進むべき道を示している。

――反射性交感神経ジストロフィー

この疾患の特徴は、痛み、腫脹、皮膚の突っ張りとてかり、Ｘ線撮影で確認できる骨の異常などだ。四肢の一部、もしくは複数箇所に発症し、運動機能の低下が著しい。症状や検査による身体的所見の原因は、交感神経系の過剰亢進によって広範囲にわたる血流減少と酸素欠乏が生じることだとされている。TMSのプロセスに似ているが、症状はTMSよりも重く、発症部位は筋肉、神経、腱、皮膚、骨におよぶ。

以下の症例が病態をよく説明している。

二八歳のその女性が両肩・両腕に痛みを感じ始めたのは、妊娠六カ月目のことだった。出産予定日が近づく頃には、痛みはかなり悪化していて、身体を動かすのもままならない状態だった。最初の診断は反射性交感神経ジストロフィーで、理学療法とステロイド投与という標準的な治療を受けたが、まったく改善しなかった。診断が下されてから最初の一年間に、短期の心理療法を二カ所で受けたが、これも役に立たなかった。わたしの診察を受ける直前には七カ月間ペイン・センターにも通った。しかし、ここでもはっきりした効果は得られなかった。

初めてわたしの診察を受けたとき、彼女は両肩、両腕、背中の上部に強い痛みを訴えた。肩と腕にはほとんど力が入らない感じで、腰と臀部と膝には力が入らないだけでなく痛みとこわばりもあるといった。ほんの軽い運動でも、我慢できるのはせいぜい三〇分で、そのあとに三〇〜四〇分休まなくてはならない。これではとうてい母親の役目も主婦の役目もまっとうできない。一〇代の頃には小腸の病気にかかったことがあり、喘息や花粉症もあったという。

神経学的検査は異常がなかった。両肩の可動域は減少し、指で圧迫を加えると、両肩上部と臀部両外側、両大腿側面（腸脛靱帯）に痛みがあった。

病歴聴取と理学検査の結果から、ふたつの診断が下された。TMSと心因性限局痛（第2章参照）である。

彼女はわたしの教育プログラムに参加し、すぐにグループと個別の心理療法も受け始めた。診断の概念を飲み込むのは早かったが、心理療法の効果はなかなか現れなかった。しかし、プログラムに取りかかって八カ月経ったとき、制限つきながら赤ちゃんの世話ができるようになった。一二カ月目には、五時間連続して身体を起こしていられるようになり、一六カ月目には半日普通にしていられた。彼女はゆっくりだが着実に改善していき、やがてフルタイムで母親役も主婦役もこなせるようになった。続いてテニスとスキーを再開し、そろそろ二人目が欲しいといった。心も身体もすっかり回復した証しだった。

こういう結果を出すためには、正しい診断と効果的な心理療法が必要で、このふたつが事を決するのである。彼女の症状は明らかに心因性だった。強烈な心理的要因が交感神経系の病的な亢進を引き起こしていたのだ。

——ポリオ後症候群

ここ何年か、ポリオ後症候群と呼ばれる疾患が非常に注目されている。幼少時に患ったポリオが原因で下肢の筋力低下が残ってしまった状態をいい、この疾患にかかると、年齢が進むにつれて下肢の筋力低下が進み、臀部および下肢に痛みも出る。筋力低下の進行は、ポリオにかかったことがある人には珍しくない症状だとして何年も前に医学的に証明されているが、痛みは新しい現象であるために、別の症候群として取り上げられた。わたしがこれまでに診たポリオ後症候群患者の場合、痛みは間違いなくTMSによるもので、筋力低下の進行に対する恐怖や葛藤が原因で生じたものだった。痛みはポリオの症状ではない。

これもまた、TMSの存在を認めないがゆえに新たな疾患を創り出してしまった好例だ。三〇年前、わたしはポリオから回復した大勢の患者のリハビリテーションに取り組んでいた。患者たちは筋力低下が進行することを心配し、苦しんでいたが、当時はまだ現在のようにTMSが幅を利かせていなかった時期で、痛みを訴える患者はいなかった。つまり、ポリオ後症候群は存在しなかったのである。当時、患者が筋力を失った状態になんとか順応できるようにとわたしは努力した。ときには補助装置にも頼ったが、常に支えとなったのは多くの励ましとアドバイスだった。

――緊張性筋痛症

この診断がメイヨー・クリニックで下されるようになって、五〇年ほどになる。これは筋肉に痛みのある状態（筋痛症）に適用される。診断名にある「緊張」は筋肉そのものの緊張ではなく、心理的緊張をいっているという点で、病態をよく理解してつけられた名称かと思われた。しかし、『メイヨー・クリニック紀要 *Mayo Clinic Proceedings*』に掲載されたジェフリー・トンプソンの論文抜粋を読むと、真実のほどがわかる。

「緊張性という言葉を使っているのは、心理的緊張あるいはストレスが影響していることを伝えるためである。こういう診断名を示されれば、患者側も、自分の筋痛症に心理的要因が影響している可能性があるという点を受け入れやすくなる上、治療に必要な処置に対する積極性も増すだろう。しかしながら、医師には、**心理的問題は主因ではない**とわかっている」。［強調はサーノ］

この一節は矛盾しているかに読めるかもしれないが、そうではない。トンプソン医師がいおうとしているのは、心理的要因は痛みを悪化させているのであって原因ではないということ、そう認識することによって、今アメリカを席捲している痛みの蔓延の核心に迫ることができるということだ。主流医学は線維筋痛症や緊張性筋痛症、これらと同様の病態を指すその他の疾患に関して、心理的要因が「重要な役割」を果たしているとは認めても、それが主因であるとする考え方は認めることができないでいる。突き詰めれば、心理状態は問題を悪化させるにすぎないと考えているために、主流医学は診断をひとつ欠いた状態にあるということだ。

もう一点、興味深いことがある。トンプソン医師が「こういう診断名を示されれば、患者側も、自分の筋痛症に心理的要因が影響している可能性があるという点を受け入れやすくなる上、治療に必要な処置に対する積極性も増すだろう」と述べている点だ。

心理的要因に対処する処置を受けることで取り除ける痛みは、心理的要因によって悪化した分のみである。根本的な痛みは何も変化しない。原因そのものに取り組んでいないからだ。

この痛みの問題との取り組みで、主流医学が混乱をきわめ、無能ぶりを露呈するのを目の当たりにすると、正直なところ、たいへん悲しくなる。主流医学は「心理的問題は主因でない」という考え方から離れられないでいる。いかにもそれは心理的問題ではない。わたしたち人間のごく当たり前の状態である。人間は内的な緊張に反応して身体症状が出るようにプログラムされている。この事実を認識できないでいるがゆえに、痛みはここまで蔓延したのだ。

腰下肢痛の従来の治療法

どういう治療法が採られるかは、構造的診断次第という面がある。たとえば、CTスキャンやMRIの画像所見によって椎間板ヘルニアと診断され、しかも痛みが激しければ、下肢に何の神経症状が認められなくても外科手術を薦められることが多い。神経症状があれば、ほぼ確実に手術しましょうということになる。これまで述べてきたその他の構造診断が下された場合も、状況は似たり寄ったりだ。

ある男性はこう書いてよこした。「わたしの下垂足は、先生のおっしゃったとおり治ってしまいました。有名な外科医ふたりから手術を薦められていたのですが、あれは何だったのでしょう」。別の患者は、「それ（腰下肢痛）から逃げることはできないのだから手術するしかないといわれてたんです。いや、確かに逃げませんでしたよ。代わりに、じっと座って先生の講義を二コマ受けたら、それ以来痛み知らずです」と書いてきた（この原稿を書いている時点で七年間再発なし）。

激しい痛みを訴える患者に外科手術が薦められない場合は、安静臥床と、たいていは抗炎症薬が処方される。抗炎症薬は非ステロイド系、ステロイド系（コーチゾン）双方が処方される。後者は硬膜外注射で投与することもある。二、三週間安静にしていても痛みが引かない場合は、通常、理学療法が処方され、これが数週間から数カ月間続くこともある。

こうした患者は、三、四カ月後、どうなっているのだろう。痛みは相変わらずで不安になり、動揺し、恐怖におののき、以前のように身体を動かすこともできず、抑うつ状態一歩手前だったりする。新たな相談先を求めて、整形外科医、神経科医、精神科医、リウマチ医、スポーツ専門医などの主流医学を訪ね歩くが、少しも良くならないということもままある。

そこで初めて、主流医学から非主流医学の世界に分け入り、ホリスティック医学、代替医療などと呼ばれているものを試すことになる。つまり、カイロプラクター、オステオパシー医、鍼灸師、マッサージ師、栄養士、ナチュロパス（自然療法家）、運動療法家などのクリニックを訪ねるのだ。こうした治療で楽になる痛みもあるが、どうにもならない痛みもある。挙句に、ランニングもスポーツもしないように、重いものを持ち上げないように、とにかく重々用心して身体を動かさないように、などといわれたら、患者は暗澹たる気持ちや不安に囚われたまま、半分身体障害者のようになってしまう。

主流医学の診断がどう出ようが、一般的に腰下肢痛を再発した患者はいろいろな意味で恐怖に囚われ、障害を抱え込む。痛みを怖がり、身体が傷つくのを恐れるため、多くの行動を避けるようになる。動作に注意し、腰部コルセットを着けたり、椅子やベッドには特製枕を用意したりすることも多い。

前かがみになるのも、物を持ち上げるのも、脚を組むのも、腹ばいになるのも、クロールや平泳ぎで泳ぐのも怖がる。腰を丸めたりそらしたりすると痛みが出ると教えられるからだ。下肢長差、偏平足、腹筋の弱さも痛みの原因だと教えられる。腹筋を鍛えれば痛みの予防になり、ランニングは背骨に悪いと教えられ（これが真実なら、ホモ・サピエンスが荒野で何千年と生き抜いてきたのはどう説明するのか）、横になるには硬いマットレスしかないと信じている。生活のすべてを腰と背中に乗っ取られ、気がつけば、夜眠る前に思うのも朝目覚めて思うのも痛みのこと、などという状態になっていたりする。誤った情報の海でまさに溺れかかっているのである。

考えられるかぎりの治療をやってみました、それに費やしたお金は並大抵ではありません、という言葉が患者の口からよく出るのが印象的だ。何ひとつ効かなかったので先生をお訪ねしました、と正直にいう患者も多い。どうもわたしが診察するのは、一〇年、二〇年、ときには三〇年も再発を繰り返しているというような、特別頑固なケースが多いようだ。最初からわたしのところに来たという患者は、ひと月にひとりいるかいないかだろう。しかし、大半が、何年も痛みの再発を繰り返し、試した治療すべてに対する盲信から醒めたという点で一致している。

医学は徐々にではあるが、現在、先進社会を苦しめている腰痛の蔓延に心理的要因が影響していることを認め始めている。ワシントン大学のスタンリー・ビゴスと共同研究者グループが一九九一年発行の『スパイン』に発表した研究によると、企業における腰痛傷害を予測する要因として、心理的要因の方が身体的要因よりも重要であることが確認されたという。

フィンランドで実施された大規模調査では、通常どおりの活動を続けるようにいわれた腰痛患者の方が、二日間の安静臥床と「腰痛体操」を指示された患者よりも、痛みの継続期間、重症度、腰部の前屈度、作業能力のどれをとっても、統計的に改善が進んでいたという結果が出ている。

主流医学は依然として腰痛を引き起こしている心身相関プロセスに気づかないでいるが、おそらく心理学の周辺で行なわれているこうした研究によって、さらに開かれた姿勢が培われていくのだろう。

第4章　背中・首・肩・腕に現れる症状

ＴＭＳ患者のおそらく六〇～六五パーセントは、腰や下肢に症状が出る。その大半が、現在あるいは過去に首や肩にもさまざまな強さの痛みを発症したことがあると認めている。これは驚くには当たらない。頚部および肩上部は二番目にＴＭＳを発症しやすい部位だからだ。ＴＭＳ患者の二〇～二五パーセントは、この部位に最も強い症状が出ている。ＴＭＳは背中や腰のどの部位にでも出る可能性があり、それどころか、発症部位があちこち移動することすらある。しかし、脳にしてみれば、明らかに発症部位はいっときにある一カ所だけに絞りたいだろう。したがって、腰でなければ、首および肩ということになる。

この部位でもっともＴＭＳを発症しやすいのは上部僧帽筋で、この筋肉は後頭部から肩上部を背中側に降り、肩甲骨の突起が触れる辺りにまで広がっている。もちろん左右両側にある。この上部僧帽筋の一部あるいは全体に痛みが生じる。腰痛の場合と同様、痛みが始まったのは何かしら激しい動きをした後だったと訴える患者が多い。たいていは徐々に痛みが増すか、朝目が覚めたら痛かったという始まり方をする。腰痛と同じく身体が利かなくなることがあり、特に腕と手に症状がある場合、それが顕著だ。軽度の痛みのケースでは、患者は筋肉が張っているという言い方をする。首の感覚は神経的な緊張と結びつけて考える傾向が見られる。これは腰痛ではめったにないことだ。

肩甲骨周辺の別の筋肉がTMSのプロセスに巻き込まれることもあるが、上部僧帽筋に比べると頻度はかなり低い。

頸神経の関与

腰の痛みが下肢に広がったように、この部位の痛みも腕や手に広がっていくことがあり、しびれやチクチクする感じ、力が入らない感じを伴う。腱反射が低下したり消失したりすることがあり、筋力低下は測定値に現れるほど顕著なこともある。こうした症状に関係している神経系は頸神経や腕神経叢で、腕神経叢には第五、第六、第七、第八頸神経と第一胸神経が枝を延ばしている。腕神経叢はさらに橈骨《とうこつ》神経、正中神経、尺骨神経などの末梢神経に細かく分かれ、腕と手を支配している。この重要な神経の束(神経叢)は上部僧帽筋の下の、上部僧帽筋を圧迫しても届かない深部にあるが、この筋肉がTMSに冒されると影響を受けることが多い。すなわち、腕神経叢が軽い酸素欠乏状態になる。坐骨神経や腕神経叢のような大きな神経構造が関わると、その一部だけに変調をきたすというのはTMSの特性だ。この特性のせいで、坐骨神経痛はひとつの症状で括ることができない。下肢のさまざまな部位——前面、背面、側面——に痛みが出るかと思えば、痛みがあちこち移動して、痛いのは大腿部のみでその他の部分は何ともなかったり、足の甲や足の裏にしか痛みが出なかったりもする。腕神経叢も同じで、肩周辺と腕の付け根にしか痛みが出ないこともあれば、腕や手のあちこちに出ることもある。わたしは思いつくかぎりのバリエーションを実際にこの目で見てきた。もし痛みの原因が構造異常にあるなら、こんなことは起こりえないはずだ。

きわめて稀ではあるが、肩甲骨を支える筋肉の筋力が低下したケースもあった。肩甲骨が（羽ばたいているように）出っ張っているのはこの筋肉のおかげだ。ここで機能する神経は長胸神経で、この神経には第五、第六頚神経から枝が延びている。TMSは脊髄神経にも長胸神経にも影響を及ぼす。

TMSと脳神経

不可解な疾患がふたつ、長年、診断医を苦しめている。ベル麻痺（顔面神経麻痺）と三叉神経痛と呼ばれる疾患で、一二あるいわゆる脳神経のうちのふたつが関与している。このふたつの神経は脳幹——脳の下から脊髄に至る中枢神経系の区分——から始まり、頭部とその特殊器官である目、耳、口、喉で機能している。脳の発する運動指令を伝え、感覚情報を脳に持ち帰り、特殊器官と脳とをリンクさせる働きがある。

第五脳神経（三叉神経）は、顔面と歯に感覚をもたらす純然たる感覚神経だ。久しい以前から、顔面や歯の激しい痛みはこの神経に端を発しているとされるようになった。その症状は三叉神経痛、あるいは疼痛チックと呼ばれている。しかし、その機序はまだ解明されていない。

数年前、わたしは理由のわからない歯髄（神経）の痛みを覚えた。数カ月我慢していたが、ある日、神経系の解剖図を患者と一緒に見ていたとき、三叉神経が枝分かれして歯に感覚をもたらす様子が目の前にありありと浮かび、ピンと来た。ひょっとしてこの歯の痛みは三叉神経のＴＭＳではないか。そうだ、間違いない、と断定すると――四八時間もしないうちに痛みは消えてしまった。これは気づきのもつ治療力を示す一例だが、これについては本書の第三部で詳しく述べる。

わたしは腰痛専門家として知られているので、顔面の痛みに苦しむ患者が来診することは普通はない。しかし、最近たまたま、あるケースがわたしの目に止まった。その患者が幸運だったのは、病歴がきわめて示唆に富んでいたことだった。当時、彼は離婚手続きの只中にあり、それもまさに修羅場と化していた。人と争うのが嫌で、何とか丸く収めたいと思っていた彼は、これにひどく動転した。離婚手続きが進む中、痛みが顔面を襲い始めた。

本書第二部の初め辺りで、ＴＭＳにかかった人がどう条件づけされるか、なぜ思わぬときに症状が現れるかについて論じている。この男性が顔面の痛みを感じたのは、ある姿勢で横になったとき、あるいは三叉神経の機能とはまったく関係のないはずのことをしていたときだった。

幸いなことに彼は頭が柔らかく、ひどく不快な出来事に対して心の奥深くで怒りを感じているのではないか、それが顔面の痛みの原因ではないかとわたしがいうと、あっさりそれを受け入れた。それからほどなくして痛みは消えた。

ふたつ例を挙げたが、特に印象的でもなければ、また、こうした疾患の原因が心因性のものであるということの決定的な証拠になっているわけでもない。いつの日か研究方法が確立して、第五脳神経および第七脳神経の局部的酸素欠乏の存在を証明できたなら、おそらくそれがこうした不可解な疾患の根本的な原因であるといえるときが来るだろう。

第七脳神経は、第五脳神経とは対照的に純然たる運動神経（左右に一本ずつある）で、顔面の筋肉において機能する。この神経が機能しなくなると、ベル麻痺特有の様相を呈するようになる。額の皺がなくなり、まぶたが閉じないようになり、影響を受けている側の顔と唇にしまりがなくなるのである。

わたしはこの目でベル麻痺患者を見たことはないが、心身医学を扱ったグレイム・テイラーの不朽の著作には、驚くような症例が取り上げられている。テイラーの患者のひとりがベル麻痺を発症したのは、医師が心理療法を打ち切ったときだった。患者は医師に見捨てられたと思い、無意識下で激怒したに違いない。そして、ＴＭＳ患者がするように、身体疾患を発症させることによって、その憤怒を意識化させないようにしたのだ。ベル麻痺は、第七脳神経の酸素欠乏の結果として充分ありえる症状である（この疾患については巻末の付録でさらに詳しく説明している）。

従来の診断

骨関節炎と「神経根圧迫」

痛みが首と肩の筋肉にしかなければ、緊張のせいですね、で済むこともある。しかし、腕や手に症状があると、やれX線撮影だ、CTスキャンだ、MRIだということになり、必ず構造異常の存在が明らかになる。骨の変形（骨棘）は珍しくなく、それが脊髄神経の出口（椎間孔）を狭めていることもある。しかし、出口がほとんど塞がれでもしなければ、そこから出ている神経に問題が生じることはない。それにもかかわらず、医師は相変わらず神経が「圧迫されている」と主張し、腕や手の痛みをそのせいにする。腰下肢痛では、理学検査で明らかになった神経症状が解剖学的に骨棘の位置と相関していないという実態が頻繁に確認できている。下肢の痛み同様、腕や手の症状も、骨棘ではなくTMSによるものだ。

繰り返すが、医学文献は、**構造異常が痛みの原因であることはめったにない**という見解を支持している。一九八六年ウィスコンシン医科大学の研究員が発表した研究では、骨棘形成、椎間孔の狭少化、骨の肥厚による（椎体終板の）硬化も含め、頚部の老化に伴う変化（骨関節炎）は誰にも見られるものであり、年齢が進めばさらに顕著になるが、痛みを伴わないケースが非常に多いと証明されている。

わたしの臨床経験でいえば、ほとんどのケースで痛みを引き起こしているのは構造異常ではなく、

TMSである。

むち打ち症

この部位によく起きるもうひとつの問題は、有名なむち打ち症だ。よく聞くのは、車に乗っていて後ろから追突され、頭部が大きく後ろに振られた結果、その後何時間か何日かして首に痛みが出始めるというものだ。これでは終らず、腕にも背中にも、ときには腰にさえも痛みが広がり、治療に何週間も何カ月もかかるというような本格的な話にまで発展することも多い。むち打ち症の場合、X線撮影では異常は見つからない。構造的な損傷はなく、関連のある捻挫や筋違いは通常二、三週間もすれば治る。症状が続くのは、脳がささいな事故が起きたのを幸いに、TMSを発症させたからだ。

わたしが幾度となく目の当たりにしてきたTMSにありがちな状況を紹介しよう。脳はTMSを発症させる隠れ蓑として、後方からの追突事故、転倒、落下などの身体に起きた事故や、身体を使う作業、スポーツ、同じ動作を繰り返す作業をよく利用する。これらは引き金であって、原因ではない。ここのところを明確に認識しなくてはならない。わたしたちの身体には何百万年もかけて進化してきたすばらしい自己治癒のメカニズムが備わっている。どんなにひどいケガも必ず治る。痛みの継続は、TMSが発症した合図である。身体中でもっとも太い骨は大腿骨だが、これを骨折しても、六週間もすれば完治し、骨折した部位は以前よりも強くなるくらいだ。

ある記事がわたしの目を引いた。これは、むち打ち症もTMSだとする説の確証となる。一九九六年五月七日付け『ニューヨーク・タイムズ』紙の医科学面に載った記事で、タイトルは「慢性むち打ち症が賠償されない国（疾患自体を知らない国）」だった。

この記事を書いた記者はイギリスの医学雑誌『ランセット *Lancet*』から論文を引用し、「リトアニアでむち打ち症という病名が人の口に上ることはない。一方、ノルウェーでは同疾患が流行伝染病のような猛威をふるっている」と報告している。記事によると、ノルウェーのトロンヘイムにある大学病院の神経科医で、研究チームリーダーと見られるハーラル・シュラーダー博士はその論文の中で、「ノルウェーでは慢性むち打ち症が爆発的に蔓延し、人口四二〇万人の国で七万件の報告があり、患者はむち打ち症のせいで慢性的な障害を負うことになったと訴えている」とし、途中、「これは集団ヒステリーだ」と論じたという。博士とそのチームはリトアニアに出向き、この国ではむち打ち症という疾患そのものが知られていないという事実を確認し、発表したとのこと。

これは、むち打ち症が心因性であることの裏づけになる。ノルウェーの医師チームはTMSの存在に気づいていないため、発症の動機は、有無の定かでない外傷を償ってもらいたいと思う欲求だと結論した。これは第二次疾病利得といわれるものである。話がややこしくなるのは、こうした患者の痛みが本物だという点だ。お金が欲しくて仮病を使っているわけではない。病名はTMSである。しかしながら、患者も医師もこの疾患の本質を知らないため、医師は患者が嘘をついているとか大げさに言い立てているなどと思い、患者はそれに憤る。『ニューヨーク・タイムズ』紙は続けて、この研究結果がノルウェーで公にされたとき、むち打ち症患者組織のリーダーは研究責任者を訴えるとすごんだと伝えている。無理もない話だ。

この記事は心身症のもつ「社会的感染力」も明らかにしている。人々は無意識のうちに、現在流行中の症状で、医師に本物の身体疾患だと思ってもらえるものを選択する。これが、今日の西洋社会の大半に頸部痛や腰痛が蔓延している理由である。

これはなかなか難儀な国民的健康問題である。医療の専門家も患者も疾患の本質を知らないからだ。権威ある医学界が心によって身体症状が引き起こされるという見解に注目しないかぎり、この問題はいつまでも解決されないだろう。

頸部椎間板ヘルニア

頸部痛に下される診断は、腰痛の場合と同様に、椎間板ヘルニアがもっとも一般的である。そうしたヘルニアは頸髄にきわめて近い位置にあるが、それらに危険性はなく、保存的に（手術以外の方法で）治療できるとする証拠が集まってきている。これは朗報だ。わたしは自分の研究に基づき、腰痛の場合と同様、頸部のヘルニアは腕の痛みや神経症状の原因ではない、犯人はＴＭＳだと指摘しているからだ。

頸髄周辺の構造異常によって症状が出ることはめったにないということが証拠とともに示されるようになって、すでに四〇年が経つ。モントリオール神経学研究所のドナルド・マクレーは一九五六年に発表した論文の中で、三〇歳を越えれば、誰にも痛みのない頸部椎間板ヘルニアが見つかると述べている。

その一九年後、ニューヨーク大学メディカル・センターのアラン・フォックスとその研究チームは、かなりの範囲におよぶ大型の異常（腫瘍など）でまったく症状を引き起こさないものを頸椎に発見したと報告している。この発見に基づき、痛みの原因を骨棘やヘルニアに求めることに対して警告も発している。

さらに近いところでは、ジョエル・サールとその研究チームが、頸部椎間板ヘルニアと腕の痛みのある患者二四名を手術以外の方法で治療することに成功したと報告している。腕の神経症状が悪化した患者は皆無で、ほとんどが元どおり正常に身体を動かせるようになった。一九九六年にはロンドンで、キース・ブッシュとその研究チームが同様の研究を発表している。

わたしは椎間板が無実であることを何年も前から知っていたが、自著以外では研究結果を報告することができないでいる。腰部椎間板ヘルニア患者では八八パーセントが治癒しているが、これを記録した論文は医学雑誌七誌から掲載を拒否されている。

胸郭出口症候群

肩と腕に痛みがあるケースでたまに下されるのが、この胸郭出口症候群という診断だ。胸郭出口というのは腕に向かう太い動脈が横断する部分で、この部位は、肋骨がもう一本余計にあれば狭くもなるだろうが、そういうケースはきわめて稀である。ところが、余分な肋骨がなくても、肩の筋肉が血管を圧迫するために腕の痛みが生じるのではないかと仮定する医師がいた。そういうことが起きる証拠はない。混同しないように気をつけなければいけないのは、TMSのプロセスでは、ある部位を流れる何千という細動脈の血流量が減少して、その部位の筋肉や神経に軽い酸素不足が起きるという点だ。肩にこの状態が生じれば、その部位の筋肉に痛みが発生し、腕や手に向かう神経も巻き込まれるために、腕や手にも神経症状が出るのであって、胸郭出口症候群と呼ばれているものとは大きく異なっている。

反復性ストレス障害

反復性ストレス障害も、腰痛同様、誤った診断と対処のせいで蔓延の様相を帯びてきている。一九九三年、アメリカの企業社会は反復性ストレス障害に年間二〇〇億ドルを割き、業務に関連のある疾病の五六パーセントがこの反復性ストレス障害であったという。反復性ストレス障害の中でも特に顕著な手根管症候群は、一九八九年から一九九四年にかけてアメリカの高度障害保険請求数が四六七パーセントの増加を見せた原因だとされた。業界アナリストは、一九九四年以降も問題がさらに悪化しつづけていることを憂慮している。

病名からも察せられるように、この疾患の症状は、コンピュータのキーボードを叩きつづけるなど、反復性の作業が原因で発症する。多くは、筋肉、神経、腱が巻き込まれ、これらの関わる首、肩、腕、手に症状が現れる。症状は左右両側に出ることも多い。患者は痛みやしびれ、チクチクする感じ、力が入らない感じを訴え、きまって、こうした症状は自分の携わっている仕事のせいで始まった、悪化したと主張する。多くのケースで主に下される診断が、手根管症候群だ。痛みやしびれ、チクチクする感じが手に出ると、手首を横切る屈筋支帯という靭帯によって正中神経が圧迫されるためだとされる。しかし、この問題に取り組むある専門家は、この疾患の症状は軽い血流異常のようなものの方がうまく説明できるといっている。軽い血流異常といえば、まさにTMSだ。

以下に、反復性ストレス障害の患者の言葉をいくつか紹介しよう。

＊「両腕がひどく痛むんです。たまにはましなこともありますが、痛みが完全になくなるってことはなく、決まった仕事に就けません。二年前両肘《ひじ》が痛くなったのが始まりで、その後次第に手や腕、肩、首まで痛くなってきました。着替えをするのも髪をとかすのもひと苦労です。夜はよく眠れません。枕をいっぱい用意して腕のクッションにしています。セックスも痛みがこたえるから、その気になれません。家事もほとんどできません。料理も掃除も買い物も洗濯もダメです。息子はまだ小さいのに、母親らしいことなどほとんどしてやれません。生活の隅々までこの痛みに乗っ取られてしまったみたいで……。正直、腕や手を使ってすることは全部つらいんです。こんなことってあるんでしょうか」

＊「今まで一〇人の医者に診てもらいましたが、たいてい手根管症候群だといわれました。理学療法を一年やって、それにコーチゾンの注射もしましたが、かえって悪くなったように思います。それ

で今、手術の話が出てるんです」

＊「ほんの数日で急に悪化して、右腕が上がらなくなったんです。もうタイプを打てないかと思いました。こういうのが治ったって話、あまり聞かないから、怖くてたまりませんでした。それでも今は、いい理学療法士さんに出会えたおかげで少しはましになっています。ただ完治はしてないので、タイプの量にはすごく気をつけてますし、時間をかけて氷で両腕を冷やすようにもしています」

＊「始まってからもう何年にもなるんじゃないかしら。夜になると指がしびれて、腕は力が入らないような妙な感じがありましたね。今はもうだいぶいいんですけど、でもやっぱり使いすぎないように充分注意しています」

TMSのことを知らなかったら、このような症状を説明するのは難しいだろう。ある患者はこういっていた。「神経科医に診てもらうと、これはリウマチかなんかだろうといわれ、リウマチ医に診てもらうと、これは神経的なものだろうといわれました」

それにしても、昔は長年タイピストとして働きつづけても、大半の女性（ときには男性）は反復性ストレス障害になどならなかったのではないだろうか。いや、それどころか、かつては何年厳しい肉体労働を続けようと、多くの人は腰にも首にもひどい障害を負うことなどなかった。それと同じだ。その時代に流行っている心身症が出るのだ。五〇年前、日常生活のストレスによって生じたのは、胃の症状と頭痛だった。今日ではたいてい腰痛か、反復性ストレス障害か、慢性疲労である。

人類は何百万年という進化を経て、地球における支配的な種となったが、それとともに身体構造に欠陥が生じ、身体を動かしたり、何か反復行動を行なうときはくれぐれも慎重にしなければならないほど華奢なものになってしまったというのだろうか。あまりに非論理的ではないか。まさにナンセンスだ。人間の身体は張り子のように脆いものではない。頑丈かつしなやかで、順応性に富み、すみやかに癒える力をそなえたものだ。

反復性ストレス障害がひとつの疾患として認められるようになるはるか以前から、長年この症状に苦しんできた患者群がほかにもいる。音楽家だ。ピアニストやバイオリニストは複雑で疲労度の大きな動作を何度も何度も繰り返す。首や肩、腕、手の痛みをその動作のせいにするのは雑作もないことだ。しかし、その正体はＴＭＳである。

今でも鮮明に覚えている。その若いチェロ奏者は、最初腰痛を訴えてわたしの診察を受けに来た。腰痛の治療に成功したと思ったら、今度は腕と手と肩があちこち痛いと言い出した。チェロ奏者としてのキャリアも危ぶまれた。彼がＴＭＳ理論をあっさり受け入れて完治し、一九八八年以来再発していないのは幸いである。

腰痛問題と同じだが、ここでも多くの医師や治療家が、反復性ストレス障害の症状は純然たる身体的要因によって引き起こされていると強弁し、あくまでケガの原因になりそうな動作や姿勢を避けるための治療法をあれやこれやと提案する。あのチェロ奏者は腰痛が先に出たからわたしの診察を受けに来たが、もし腕や手の症状が先だったら、はたしてわたしを訪ねて来ただろうか。彼は腰痛の治療がうまくいったから、痛みを腕や手に発生させようとする脳の企みもよく理解できたのだ。

従来の治療

背中や首、腕に出る症状の治療も、腰痛の場合とほぼ同じで、ステロイド系・非ステロイド系の抗炎症剤、理学療法、マッサージ、その他の身体的治療法に頼っている。「背骨のずれ《サブラクセーション》」と呼ばれる軽い変位があるからといわれて、カイロプラクティック等のマニピュレーションを受ける患者も多い。わたしの臨床経験でいえば、交通事故などで余程の外傷でも負わないかぎり、背骨がずれることなどありえない。こうした治療で症状が軽減するのは、プラシーボ効果によるものであろう。頚部カラーの装着や頚部牽引が処方されることも多い。前者は頚部を固定する効果があり、後者は引っ張ることで頚椎間を広める効果があるとされている。椎間板ヘルニアがあり、腕や手に神経症状が現れているケースでは、通常、外科手術が行なわれる。

ＴＭＳが症状の原因だとなれば、こうした治療法はどれも理論的根拠のないものとなる。構造異常や、いまだ確認されたこともない炎症反応を前提とした治療法ばかりだからだ。痛みを完璧に、かつ永遠に消すことができるかどうかは、正確な診断の成否にかかっている。

第5章　腱に現れる症状

実質的には身体中のどの腱もＴＭＳの標的になるが、特に狙《ねら》われやすい腱がある。

膝の腱炎

膝はそういう部位のひとつだ。痛みは膝の前面・後面のどこにも出る。この関節の周りには非常にたくさんの腱が集まっているからだ。もっとも大きくて、膝蓋骨（膝のお皿）を包み込むような形になっているのが膝蓋腱で、これは大腿四頭筋の腱だ。大腿四頭筋はかなりの重量に耐える筋肉で、歩行中や走行中に膝がたわむのを防ぐ。痛みは普通、膝蓋骨の上下どちらかの、腱の一部位にのみ出る。ほかにも膝腱や膝下の筋肉の腱など、痛みが出る腱は数多くある。関節周囲の靱帯は膝を支える重要な組織で、これもまた痛みの標的となる。これらはすべて理学検査によって簡単に確認できる。現場となっている腱は圧迫を加えると痛むからだ。症状は膝関節に出るのではなく、その周囲の骨とつながっている腱に出る。膝の痛みは軟骨軟化症と呼ばれている状態のせいにされることがある。これは膝のお皿の裏側が荒くなった状態をいい、X線撮影で診断できるが、わたしの経験でいえば、これによって痛みが生じることはない。繰り返すが、医師がTMSの存在に気づいていないせいで、X線で確認された構造異常が痛みの原因にされているというのが現状である。痛みはまた、不安定な膝蓋骨のせいにされることもあり、かつて関節炎など患っていようものなら、すぐにもそのせいにされる。たまに半月板（関節軟骨）の小さな損傷が痛みの原因だといわれることもある。半月板の損傷は画像診断で確認できるので、たいていは無痛であるにもかかわらず痛みの罪を着せられる。真犯人はTMSの腱炎である。こうした患者が関節鏡を使った手術を受けるのも珍しくない。最近そういう患者を診たところだ。その患者は関節鏡視下手術後も痛みが引かず、組織のひだが痛みの原因であろうとの判断で二度目の手術を受けた。それでも痛みは引かなかった。この患者がわたしの診察を受けに来たのは腰痛のためだったが、自分の膝痛の本質についてわたしから説明を聞くと、ふたつの症状を同時に解決することができた。

それほど一般的ではないが、腱炎が膝の腫れを伴うことがある。これに気づいた当初、わたしはこれがTMSだということを患者にいったものかどうか、少々自信がもてなかった。しかし、治療は確実に成功を重ねてきているので、今はもうこの診断に不安を感じることはない。

肩の腱炎

肩関節もＴＭＳの現場になることが多い。診断はなかなか厄介である。この部位の痛みは、第四章で述べたとおり、上腕神経叢が関与して発生しているからだ。反復性ストレス障害とされることも多い。

この部位（腕の付け根部分）の痛みに対する診断がどう変遷してきたかを見ると興味深い。核磁気共鳴画像診断法（ＭＲＩ）が出現して、回旋腱板損傷といった正確な診断ができるようになったが、それ以前は、たいてい滑液包炎かカルシウム沈着と診断されていた。後者は外科手術による除去にまで発展することもよくあった。現在ではもっとも多いのが回旋腱板損傷である。

まさか痛みの原因という点から、この症状を問題にすることになろうとは思ってもみなかった。きっかけは、ある患者との以下の経験だ。患者は五〇代の女性で、何年も前に腰痛の治療に成功していた。ある日彼女が電話をかけてきた。片方の肩が痛くて、町で評判の整形外科医をいくつも回ったという。ＭＲＩで回旋腱板損傷が見つかり、手術を受けると痛みは引いたが、なんと今度は反対の肩が同じように痛み始めた。「ひょっとしてこれはＴＭＳではないかと思いまして」と彼女はいった。わたしはその可能性がありそうだと答え、検査の予約を入れた。数日後にやって来た彼女に話を聞くと、電話で話したあと一晩したら痛みは消えてしまったとのこと。肩周辺の腱のひとつに圧迫を加えると、軽い圧痛が残っていた。

この経験はわたしにとって重要な意味をもっていた。確かに損傷のある腱は修復が必要で、野球の投手などのアスリートには特にきちんと対処しなくてはいけない。しかし、ここにもまた、患者自身よりX線画像に写ったものを治療しようとする状況がある。となれば、わたしはわたしの治療をするまでだ。検査で痛みのある腱が見つかれば、その肩の痛みはTMSとして治療する。それに医学文献にも、回旋腱板損傷は老化の一種であり、誤って痛みの原因とされる変形性脊椎症と似ている、とある。

わたしが常々いってきたことだが、MRIは疼痛症候群のある患者にとって、功罪相半ばするものだ。椎間板ヘルニアにしても、膝の半月板損傷、肩の回旋腱板損傷にしても、すべてMRIによって存在が明らかになるものであり、その結果、善意からの処方とはいえ、必要のない外科手術をするはめになる。

テニス肘《ひじ》

この診断は昔はよく下されたものだが、昨今では、はるかに劇的な膝の症状や回旋腱板損傷が出現して、影が薄くなってきている。TMSは、いっときに一部位に痛みが出れば充分であることを忘れてはいけない。膝もしくは肩の痛む頻度が増せば、肘に痛みの出る回数は減少する。それにしても、テニス肘を訴える患者は相変わらず多く、腕に出るその他の痛みと同様、これも反復性ストレス障害のひとつだとされたりする。今でこそ知らない人はほとんどいないが、テニス肘はテニスをしない人でも発症することが多い。いまだに肘の骨と筋肉を結ぶ腱に生じた損傷だとされている。安静と固定が通常の治療だが、ステロイド注射が用いられることもよくある。あらゆるＴＭＳの症状と同様、ＴＭＳによってその痛みが発生しているという事実をいったん受け入れてしまえば、テニス肘も治療プログラムによく反応する。

足の腱炎

足はＴＭＳの発症現場として非常に重要な部位だ。足に痛みが出たことのある人には、それがどんなに身体の自由を奪うかがよくわかる。足の甲および足首周辺には数多くの腱があり、そのどれもがＴＭＳの標的となりうる。痛みは、足の甲よりも足底に生じることの方が多い。つま先に向かっての痛みは中足骨痛と呼ばれ、神経腫（良性の神経腫瘍）がその原因だとされることが多い。神経腫の外科手術は珍しくない。土踏まずの痛みは足底筋膜炎と呼ばれ、踵に出る痛みは、Ｘ線で骨棘が確認されるとそのせいにされる。患者にしてみれば、そう簡単には足の痛みがＴＭＳだとは認められないため、この痛みは長引く傾向にある。

偏平足も足の痛みの原因とされることが多いが、これは間違いである。

シンスプリント（過労性脛部痛）

「シンスプリント（shin splints）」は、スポーツ選手やコーチ、スポーツ専門医には馴染みの言葉で、脛の前面に出る痛みをいう。一般的な疼痛症候群と同様、診断名はあっても、中身は謎だ。スポーツが関与していることが多いが、これもTMSによる腱炎である。最近の研究では、X線撮影によって脛骨《けいこつ》の変化が確認されたといわれているが、わたしはやはりTMSによる痛みだと思っている。

脛骨は膝下の大きな骨で、皮膚のすぐ下にあるため、手で触れると簡単にわかる。その骨には、ほぼ同じ長さの前脛骨筋という重要な筋肉が付着している。右脛でいえば、脛骨のすぐ右にある筋肉がそれだ。この筋肉は、歩行や走行の際につま先を持ち上げるという重要な役目を担っている。その重要性はいうまでもない（全速力で三〇分も歩けば、この筋肉が痛くなる）。シンスプリント患者は、この筋肉を圧迫すると痛みを感じる。シンスプリントは、脛骨のほぼ全体に付着している前脛骨筋の腱に発症するTMSの腱炎だ。筋肉を使って生じた痛みであれば、一日か二日で消える。痛みが長引き悪化するというのであれば、TMSが重なってその症状を引き起こしているということだ。

ハムストリング筋断裂

体調万全のスポーツ選手にも多いのが、激しく運動している最中、大腿部後面に突然生じる痛みである。急性であるために、原因は筋肉の損傷だとされている。

以前からプロのフットボール選手にハムストリング筋断裂が多いことに気づいていた。発生状況や比較的早く回復する点などを考えると、選手たちはTMS腱炎の急性発作に襲われたのではないかという気がしてならない。特に記憶に鮮やかなのは、ハムストリング筋断裂に耐えて試合を続行したあるフットボール選手のことだ。彼は次の試合に備えて、精力的に治療に取り組んだといわれているが、なるほど翌週には試合に加わっていた。彼はその試合にほぼフル出場だったが、第三クォーターの終わり頃、再びハムストリング筋断裂で交替するはめになった。今度は反対の太ももだ。リポーターから状況を訊ねられた彼は、先週傷めた太ももをかばい、問題のなかった方を使いすぎたと答えている。なんともおかしな話ではないか。彼の走りにはまったく変化はなく、跛行も見られなかった。わたしは注意深く彼を観察していたが、二度目に痛みが出たとき、外傷が生じる理由は見当らなかった。つまり、彼はただ「急に足が動かなくなった」だけである。彼はひどく神経質なところがあり、チームのスター選手であり、チームメイト全員に頼りにされていた。プレッシャーは相当なものだったに違いない。頻繁にTMSを発症していたとしても別に驚くことではない。

尾骨痛

これまで挙げたものほど一般的ではないが、TMSの現れである腱炎はまだほかにもたくさんある。

尾骨痛には、骨盤のいろいろな骨や仙骨、尾骨に付着している筋肉の腱が関係している。仙骨と尾骨は腰椎の延長だとされることが多い。尾骨はチンパンジーなどの高等哺乳類や人類の尾の名残りで、痛みは臀筋の間の陥凹部に出る。ほとんどが、仙骨に付着した筋肉の腱にTMSが発症したもので、尾骨は関係ないと思われる。この痛みの出方は腰痛と同じだ。特定の状況下で発生するが、お察しのとおり、座ったときには間違いなく痛くなる。

さらに頻度は低くなるが、骨盤に付着している大腿筋の腱――ハムストリングや内転筋の腱など――が関係していることもある。指で圧迫を加えると、たいてい圧痛がある。鼠径靱帯《そけいじんたい》と呼ばれる鼠径部の頑丈な靱帯に症状の出た患者を治療したことがある。全身の腱、靱帯はどれもTMSの標的となりうる。

ここまでは、筋肉、神経、腱に現れたTMSについて述べてきた。次章では、痛みの症状の中でももっとも気の滅入る慢性疼痛と、もっとも奇妙な症状であるライム病について触れたいと思う。

第6章　慢性疼痛とライム病

慢性疼痛

今でも鮮明に思い出すことができる。あれからもう何年にもなるが、当時「ニューヨーク大学医療センター・リハビリテーション医学研究所」と呼ばれていた施設で、わたしは何とかして慢性疼痛の治療プログラムを創り上げようとしていた。すでに慢性の腰痛が心理的要因によるものであることに気づき始めていたし、医学文献からも、慢性疼痛は心理的要因によって引き起こされるという内容が読み取れたので、慢性疼痛の治療プログラム作成は、取り組み甲斐のあることだと思われた。そこで、専門家が薦めるガイドラインに沿って、理学療法士、作業療法士、看護師、心理学者、ソーシャルワーカー、医師からなる総合チームを立ち上げ、患者を受け入れてプログラムを適用し始めた。受け入れた患者は、変形性脊椎症、椎間板ヘルニア、結合組織炎（現在は線維筋痛症と呼ばれている）など、痛みを伴うさまざまな構造異常に苦しんでいた。それまでの治療は効果がなく、痛みはすでに半年以上も続き、日々の生活はその凄まじい痛みに振り回されていた。仕事にも通常の社会的なつきあいにも支障が生じ、個人的な問題も山積みになっていた。おおかたの患者は種々の薬を大量に服用していた。

治療プログラムの要となる心理的要因としては、患者が痛みによって**第二次疾病利得**を得ているという仮説を立てた。患者は無意識のうちに、世話をしてもらい、責任を回避し、仕事に就かず、稼がずにいるためには、痛みを発生しつづけなくてはならないと考えている。そう仮定したのである。大半の患者は不安そうで元気がなく、睡眠障害があり、食が細く、見るからにどこか悪そうだった。仮病を使っていないことははっきりしていた。第二次疾病利得は無意識下の問題だというではないか。こうして慢性疼痛は、晴れてひとつの独自の疾患であると認められた。

以上に基づいて、次のようなプログラムができ上がった。

1. 受け入れに当たって心理テストを行なう。
2. 治療チームのメンバーひとりひとりが、患者を回復させるために自分には何ができるのかを検討し、決定する。
3. 痛みと痛み行動に対する報酬について話し合わない。
4. 身体を動かし、仕事をし、社会活動に参加するように促す。
5. 心理的問題、社会的問題を見きわめ、対処する。

6．それまで患者が服用していた薬の「カクテル」を創り、患者にわからないように各成分の量を徐々に減らしていく。

わたしたちは皆熱心にプログラムに取り組んだ。それはリハビリテーション医学としては完璧だった。そのままにしておけば障害者になりかねない状態の大勢の患者を、常にチームを組んで治療してきた実績があった。しかし、ほどなくして、そもそも仮説とした心理的要因は間違っていたのではないかという疑いが首をもたげてきた。実施した心理テストによる評価でも、痛みを長引かせるために何らかの強力な心理的要因が働いているのは確かなのだが、それらは第二次疾病利得を促進するようなものではなかった。その好例は、幼少時に性的虐待および心理的虐待を受けたひとりの女性である。虐待は苛酷をきわめ、よくぞ乗り越えられたとわたしたちが驚嘆したくらいだ。彼女は痛みのためにほとんど障害者のようになっていた。無意識下に押し込めていた憤怒は、それほど激しかった。

わたしたちは次第に、この痛みはどこから来たのか、なぜ心に澱んだ毒が白日の下にさらされたとたん、痛みが消えるのかなど、痛みについて患者と話し合うようになっていった。患者に気づかれないように薬を減らす必要はないこともわかった。患者は自発的に服薬を止めた。そして、当然のことだが、痛みについて生理学的説明がつくようになってきた。慢性疼痛は、もっとも激しい形で現れたTMSだった。慢性疼痛と銘打って、わざわざ一個の疾患として取り上げる必要などさらさらなかった。

これが今から二〇年前の話である。歳月とともに、このとき出した結論に対する確信は強まるばかりだ。

慢性の激痛は現在どう診断され治療されているのか。全国のいたるところにペイン・センターがあり、第二次疾病利得という考え方に基づいた慢性疼痛用のプログラムが用いられている。こうしたプログラムは、医師はもちろん、精神医学や心理学関係の公的機関にも承認されている。『精神疾患の診断・統計マニュアル』では、痛みの疾患を数ある身体型疾患のひとつと位置づけ、その原因に無意識領域の要因があることは認めていない。「身体型 somatoform」という言葉が使われているのは、疾患を物理的なものと捉えているということだ。

けれども、開業医の中には、感情を重要な要因だと認識している者もいる。エリザベス・ローゼンタールは一九九二年一二月一二日付け『ニューヨーク・タイムズ』紙の「慢性疼痛蔓延止まず、原因いまだ不明」と題する記事の中で、痛みの研究で有名なワシントン大学のジョン・レーザー博士の言葉を引用している。「どの証拠からも、慢性疼痛は潰瘍同様、その大半がストレスに起因する疾患であることがわかる。潰瘍と異なるのは、内視鏡をどこに入れたらいいのかわからないという点だ」

同記事には別の専門家の言葉も引用されている。「おそらくそれは本物の痛みではなく、不安や憂うつ、精神的苦痛の比喩なのだろう。身体の苦しみも心の苦しみも『痛み』という言葉を使って表現するくらいである。両者をあまりはっきり区別しない人もいる」

こうしたものを読むと、医学界でも分別のある人たちは慢性疼痛の根底にある精神的要因を認識していることがはっきりする。しかしながら、これは始まりにすぎない。医学界はいまだ無意識の強烈な感情が身体反応を引き起こすプロセスを認識してはいない。この認識が欠如したままでは、医療は診断の時点で暗中模索の域を出られず、慢性疼痛の蔓延は阻止できないのである。

ライム病

これまで述べてきた疾患とはかなり異なるが、ライム病についてはぜひとも触れておかなければならない理由がある。れっきとした疾患だというのに、多種多様な身体症状が誤ってこの疾患のせいにされているのである。ライム病は小さなダニに噛まれて細菌感染を起こし発症する病気で、神経症状や関節炎の症状が出る。通常の診断で説明できない症状があり、免疫学的証拠（血液検査）によって感染が認められると、ライム病の症状だとされてしまう。細菌などの異物が体内に侵入すると、免疫系は身体を守ろうとして活性化する。このプロセスのひとつが抗体の生成で、抗体は細菌と結びついて、これを中和する。抗体は細菌ごとに異なり、さまざまな種類のおびただしい数の抗体が血流に乗って体内をめぐっている。特定の抗体量は実験室で計測可能だ。抗体量は抗体価と呼ばれ、これを調べることによって、ある特定の疾患の抗体が血中に存在するかどうか、その量がどれくらいかを判断できる。血中にライム病の細菌に対する抗体が見つかったために、ＴＭＳの症状をライム病のせいにされた患者をわたしは数多く診てきた。

そういう患者のひとりで、重いＴＭＳの症状が出ていたある男性は、ＴＭＳだという診断を受け入れず、のちにライム病の抗体が発見された。彼は最初に自分を診察した神経科医たちを医療過誤があったとして訴え、ライム病の抗体を見落としたと主張した。彼の症状はどう見てもＴＭＳだったが、医学界がＴＭＳを認めていないために、神経科医たちは控訴は難しいと判断せざるをえなかった。

第7章　TMSの等価疾患

心の状態に身体が反応するといっても、何も特別なことではない。高速道路で危険な状況に直面すれば、心臓は早鐘を打ち始める。大勢の前でスピーチをしようと立ち上がると、口の中が乾いて落ち着かない。困ったときには大汗をかく。突然の憤怒を抑えれば、心臓はドキドキ、口はカラカラ、汗はダラダラということになる。

身体は心、特に感情と密接につながっている。そうでないなどということがどうしてありえよう。これから述べる疾患はこれまで説明してきたものより若干複雑なものだが、いずれもTMSとして同じ目的で発症すると考えられる。つまり、無意識の憤怒から注意をそらすために発症するのである。数多くの身体症状がTMSの等価疾患だ。疼痛症候群と同様、これらの大半は基本的に致命的な疾患ではなく、以下の七つのカテゴリーに分類することができる。

1．消化器系

2. 循環器系
3. 皮膚関連
4. 免疫系
5. 泌尿生殖器系
6. 心機能
7. その他

こうした疾患すべてについて、まずは正規の医師の診察を受け、重篤なものではないことを確認しなければならない。

消化器系疾患

消化器系疾患は、長い間、心理的要因による身体症状としてはもっともありふれたものだった。

上部消化器系疾患

消化器官の最上部にある食道は痙攣が起こりやすいのかもしれない。ここに発作が起きると、胸骨の真下辺りに強い痛みが生じる。食道下端が締めつけられるような痛みだ。これが重症になると、食道から胃につながる部位までが収縮して、ときにはその解除に手術が必要になることもある。食べ物が胃に下りず、逆流してくるが、こういう状態にまでなるのは稀である。

しかし、胃に症状が出るのは珍しいことではない。もっとも多い胸やけは胃酸過多が原因で生じ、制酸剤によって緩和できる。反芻は食後に少量の食べ物が逆流する状態をいうが、これもよくある症状だ。軽い胃のむかつきは胃炎が原因だとされている。ほかに、裂孔ヘルニアと結びつけられてきた症状もある。横臥《おうが》状態で胸やけと上腹部のむかつきがあると、その状態のときに胃上部のごく一部が胸腔に入り込むヘルニアが原因だとされる。これはX線撮影でも確認できる。従来の治療では、制酸剤を服用し横になるとき頭部を高くするようにという指示が出る。

わたしは、上部消化器系の症状はどれもTMSの等価疾患であり、したがって心理的要因によるものだと考えている。裂孔ヘルニアは構造異常であるため、心理的要因が原因だとするのをためらう気持ちはよくわかる。しかし、裂孔ヘルニアが生じるプロセスを説明できた者はまだいない。胸やけや食道の逆流と結びつけられるという事実から、これもTMSの等価疾患だとわかるのである。

以前ほど一般的ではなくなったが、胃十二指腸潰瘍は依然医療問題として注目されている。潰瘍のある患者にヘリコバクター・ピロリ菌が高率に（必ず、ではない）存在することが明らかになって、非常に関心が高まった。現在ではこの細菌が胃十二指腸潰瘍の原因だとされている。しかし、それならば潰瘍がある患者の胃にヘリコバクター・ピロリ菌が見つからないケースはどう説明するのだろう。近いところでは一九九七年八月七日付け『ニューヨーク・タイムズ』紙が、ヘリコバクター・ピロリ菌は良性の細菌で、人類が何百万年か前の先祖から進化する間、その腸管にずっと住みつづけてきたのではないかという科学者たちの見解を報じている。なぜこの無害の細菌がいきなり病理に結びつけられてしまうのか。そうするのは間違いだとわたしは考えている。潰瘍のある患者の胃にその細菌が見つかったからといって、それが潰瘍の原因だということにはならない。いまだに潰瘍のできるプロセスには謎の部分があるが、ピロリ菌はその一端を担っているかもしれないというだけのことだ。わたしが明らかだと思うのは、このプロセスを引き起こすのは心理的要因だということである。

現代医学が潰瘍の原因は細菌であるとする説をこれほどすんなり受け入れるところを見ると、やはり医学界には、感情は身体疾患を引き起こさないという哲学的偏見があるのだろう。

胃の症状はストレスに起因するという結論を下すのは、必ずガンのような重篤な疾患を除外してからでなくてはならない。これは、痛みを伴う症状すべてについていえることだ。良性の胃潰瘍が悪性のものよりはるかに多いのは幸いである。

次の出来事は、胃の疾患が心理的要因によるものであることを如実に示している。わたしの患者が教育プログラムを受ける際に、五〇代半ばの夫が付き添ってきたことがある。その日の講義はTMSの等価疾患についてだった。二、三週間後その男性から来た手紙には、二五年間毎日苦しんできた胃の症状が消えてしまいました、とあった。彼は心理的要因論の原則を自分の症状に適用できるものだと理解し、受け入れた。そして、回復したのである。

胃痛の原因には、ほかに幽門痙攣がある。幽門は胃の出口にある筋肉組織で、括約筋として働き、胃から小腸への食べ物の流れを遮《さえぎ》ったり促したりしている。幽門痙攣も、TMSの等価疾患である。

下部消化器系疾患

下痢や頻便には以前から「神経質だ」とか「胃腸が過敏だ」とかいう言い回しが付きものだ。排便異常、腹痛、痙攣性の激しい腹痛、ガス貯留といった症状の存在によって、痙攣性大腸、大腸炎、過敏性大腸症候群という診断が生まれた。いずれも、便秘同様、大半が心理的要因に起因するものだ。

TMSもそうだが、消化器系疾患も自律神経系によって発症する。腸管の正常な運動性に変化が生じて起きる症状が多く、たとえば運動性が上がると頻便や軟便になり、下がると便秘になる。「運動性」というのは、腸内の物質を先へ送る腸の蠕動《ぜんどう》運動（筋肉の収縮）のことだ。蠕動が完全に止まったり、腸管が痙攣を起こしたりすると、痛みを伴う症状が生じる。

こうした変化はどれも、第1章で述べた心理的プロセスの結果である。

循環器系疾患

緊張性頭痛、片頭痛、レイノー現象

緊張性頭痛および片頭痛は非常にありふれた疾患だが、しばしば混同される場合がある。左右のどちらか一方に起き、吐き気や嘔吐を伴うことの多い激しい頭痛は片頭痛に特有なものだが、ひどい緊張性頭痛を併発することも多い。両者は似ているようだが、片頭痛の場合は、頭痛が始まる直前にしばしば視覚異常が発生する。専門用語では閃輝暗点といい、たいていは視野周辺にチラチラと光るギザギザの線が一五分ほど走りつづけ、非常にうっとうしい現象である。

緊張性頭痛が循環器系疾患に分類されているのは、頭痛が頭皮の筋肉に生じる局所的な虚血によって起きるとされているからだ。ちょうどTMSが姿勢筋や神経、腱に生じた虚血によって起きるのと同じである。

一方、片頭痛は、脳内を走る血管の一本が急に収縮するために起きると考えられている。そう聞けば何か悪いことでも起こりそうだが、実際には頭痛以上の重大事に至ることはめったにない。

片頭痛と心理的要因との関係は、何年も前にわたし自身が経験した片頭痛によって非常にはっきりした。家庭医になり立てで若かったわたしは、よくある仕事や家族に関するストレスや緊張のせいで片頭痛が起きるようになり、六年ほどそれに苦しんでいた。ある日同僚のひとりが、以前読んだ医学論文に片頭痛の原因は抑圧された怒りではないかと書いてあったと教えてくれた。日々の健康問題に心理的要因は付きものだという結論に達しつつあったときでもあり、わたしはその考え方がすっと納得できた。そこで、次に前駆症状である〝閃光〟が現れ始めたとき、腰を落ち着けて、自分が抑圧しようとしている怒りは何だろうと考えてみた。何を抑圧しようとしていたかが明確になったのは何年もあとのことで、そのときは皆目見当もつかなかった。しかし、驚いたのは、頭痛が起きなかったことだ。その後も二度と片頭痛に襲われていない。あの〝チラチラする閃光〟は今でも出るが、これはわたしが怒りを抑圧しているという合図だ。ときには余程真剣に考えないと怒りの原因を突きとめられないこともあるが、たいていはすぐ明らかになる。

この経験が教えるきわめて重要な教訓を見逃してはならない。それは、TMSにもその等価疾患すべてにも適用できる教訓だ。症状の原因が心理的なものであると認識するだけで、おおかたのケースで症状がなくなるのである。わたしは最初、自分が無意識下で何を怒っているのか突きとめられなかったが、何か心理的なものが片頭痛の原因だという説を快く受け入れようとした。それだけで片頭痛は永遠に消えてしまったのだ。

TMSの診断を下し始めた頃にも、似たような経験をしている。ただ、その当時はまだ自分の片頭痛とTMSとを関連づけて考えてはいなかった。患者には、「その腰痛はストレスや緊張が原因なんです。そのことが納得できれば、良くなりますよ」と繰り返していた。この方法が効果を上げるのはずっと以前からわかっていたが、なぜ効果があるのかは理解できずにいた。これについては本書の第一部と第三部で詳しく述べている。しかし、患者の観察結果からわかったことの意味をここで見過ごしてはいけない。考える過程で、身体症状が取り除かれるのである。身体という物理的な領域から心という精神的な領域に注意を移行することによって、身体症状が消えるのだ。わたしは、片頭痛についても、花粉症、消化器系の症状、皮膚疾患についても、身をもってこれを体験している。わたしの患者たちも、またその配偶者も、同様の体験を続々と報告してくれている。

循環器系疾患の最後はレイノー現象だ。これは手足が寒さに過剰反応を起こして、白っぽくなったり、ときには青白くなったりする状態をいう。寒いときに血流量が制限されるのは、体温を奪われないようにするための自律神経系の正常な反応だが、この反応が心理的要因によって度を越したものがレイノー現象である。これもまた、心理的な刺激に対する自律神経系の過剰反応である。

皮膚疾患

わたしは多くの皮膚疾患――特にニキビ、湿疹、発疹、乾癬――も心理的要因によって引き起こされるのではないかと思っている。皮膚科の開業医はこの説にはたいてい異を唱えるだろう。

しかし、皮膚科の研究医が実験室で行なっている研究は、この主張を支持するものが多いのではないだろうか。ペンシルベニア医科大学皮膚科の研究員たちは、種々の皮膚疾患によく見られる細胞の炎症反応と大脳との間に潜在的な関連性がある証拠を発見している。研究員が発表した報告によれば、「乾癬やアトピー皮膚炎など数多くの皮膚病は精神的なストレスによって悪化することが多く、こういった関連性の存在は臨床上重要な意味をもつ」ということだ。心理状態と特定の皮膚疾患との関係を示す直接的な証拠はまだ発見されていないが、上記のような研究が着々と進められているのを知ると、いつか必ず直接的証拠も発見されると思わずにはいられない。

こうした身体疾患における心理的ストレスは、わたしの臨床経験から、必ずしも外的な理由によって生じているわけではないことがわかっている。心理的ストレスとは、強烈な感情を引き起こす内的プロセスをいう。無意識の心がその感情を危険だ、厄介だと判断し、抑圧すべきだと判断するのである。身体症状がこの抑圧に一役買っているというのは、本書の第一部で述べたとおりだ。

本項で述べた皮膚関連の研究はとりわけ重要な意味をもっている。なぜなら、心と身体は互いに関わることのない別個の存在であるとする主張を覆し、両者の間に橋を架けようとするものだからである。

免疫系疾患

医学界はゆっくりとではあるが、身体にそなわった内分泌系や免疫系など種々のシステムと心理的プロセスとの間には重要な関係があるという結論に向かっている。中でも興奮を禁じえないのが、免疫系に関心を抱いている医学者たちによる研究である。『ニューイングランド医学雑誌』に掲載された記事にはこうある。「免疫系に対する中枢神経系の影響は充分に証明されている。したがって、免疫機能の関与する疾患の経過は心の状態によって左右されるというメカニズムを設定することができる。心理的要因が自己免疫疾患やガン、感染症の経過に影響を与えうるかどうかについて、現在のところはまだ満足のいく解答が出ていない。今後の集中的な研究が待たれる課題である」

自己免疫疾患、ガンについては後述する。まずは、良性の疾患群を例に、感情が免疫系の機能にどのように影響を与えるのかを見ていこう。

アレルギー

花粉や埃、カビに対するアレルギー反応では、外から侵入してきた異物に対して免疫系が過剰反応し、目のかゆみ、くしゃみ、鼻水、鼻詰まりなど、おなじみの症状を引き起こす。喘息も同じような原因で起きるが、喘息の場合は、心理状態が呼吸のメカニズムに直接的な影響をおよぼし、気管支が収縮して、喘鳴（ゼーゼー、ヒューヒュー）や呼吸困難を引き起こす。

子供のアレルギー反応は、別のプロセスによるもので、原因は解明されていない。

アレルギーには、発疹（蕁麻疹、血管性水腫）もある。もっとも多い症状はかゆみのある発疹だが、発疹が広がり、皮膚と皮下組織が広範囲に腫れることもある。ときにアナフィラキシーと呼ばれる突発的な反応が起きて発疹が出ることがあり、この場合は呼吸困難や血圧低下をきたすことがある。単なる発疹もアナフィラキシーも、摂取した食べ物や、注射や虫刺されによって体内に入った異物に対して起きた反応だと考えられている。医学書を開くと、こうした反応がアレルギーであることは書いてあっても、この反応がなぜ起きるのかには触れていない。

体内に入った異物に対して拒絶反応が起きるのかもしれない。『メディカル・ワールド・ニュース *Medical World News*』一九七四年一〇月号にクリーブランド大学の放射線学者ラリ博士の見解が報告されているが、それによると、腎臓のX線検査のために注入した造影剤に対するアレルギー反応

（吐き気、嘔吐、発疹、ときには命に関わるアナフィラキシー）は、まったくアレルギー性のものではなく、心理的なもの、「どこにでもある訳のわからない」恐怖によって生じたものだという。ラリ博士は、「こちらの自信が伝わるような落ち着いた接し方をするだけでなく、くつろいだ態度を取り、さりげない会話を交わすなどして」患者の恐怖を和らげるようにすると、それまで激しい反応を示していた患者でも、何の問題もなく繰り返し尿路造影検査を行なえることに気づいた。博士はこの経験を論文にまとめ、『放射線医学 *Radiology*』誌に発表している。

わたしの発疹体験からも教訓を引き出していただければと思う。一九四三年、陸軍に入隊したわたしは航空隊を志願した。アラバマ大学でカリキュラムに沿った学習を済ませ一〇時間の軽飛行機の飛行訓練を受けていたとき、朝起きると、顔に大きな発疹が出るようになった。検査を受けると、軍医から数多くの食物アレルギーがあるといわれ、以後アレルギーが起きるとされた食べ物は、慎重にすべて避けた。しかし、発疹は消えなかった。その後等級分け（パイロット、ナビゲーター、爆撃手など）のためにテキサスのある部署へ移動し、そこで陸軍航空隊にはすでに必要な人員がすべてそろっているという判断が出たことを知らされた。航空隊志願者は全員、もといたところに送り返され、わたしは医学部に戻ってきた。そして発疹の攻撃は止まった。

この体験は、これまで話してきたふたつの心を理解する上で、非常に重要な例である。わたしの意識的な心はナチスと闘いたいと思っていた。それに対する無意識的な心の反応は、「戦闘機乗りが危険なことくらい、わからないのか？　頭がおかしくなったんじゃないのか？」だった。それが次々と心理的な現象を誘発し、最高潮に達したところで発疹が出たのである。

わたしがアレルギー反応の有無を検査した食べ物は、発疹に何らかの影響を与えていたのだろうか。虫刺されに激しい反応が生じるようなケースについて、同様の疑問を投げかけてもいいだろう。もちろん関係はある。しかし、虫刺されも食べ物も明らかに原因ではない。プロセスの一部だ。無意識下にある感情が免疫系に働きかけ、食べ物や蜂のひと刺しに対して反応を引き起こすのである。

医学は現在、アレルギー反応の詳細および免疫系の機能について学習途上にある。免疫系はきわめて複雑なため、システムの複雑な仕組みや機能と、それを機動させる動力とを混同しないよう、念には念を入れなければならない。モーターを動かすのは電気であって、その仕組みではない。

主流医学は疾患の詳細を研究するが、無意識下の感情をその原因だとする考え方は受けつけない。心理的要因が原因として果たす役割を研究することはあっても、不安や憂うつなどの自覚感情に目を向ける傾向があり、心理テストなどによる性格分析を基準に患者を分類する。残念ながら、自覚感情も性格分析も、無意識下で何が起きているかについては何も教えてくれない。

あの発疹時、わたしが性格特性質問表に答えたとしても、何ひとつ明らかになることはなかったろう。わたしは青二才で、がむしゃらに敵と闘おうとしていた。飛行機を操縦するのが楽しくてならなかったし、不安でもなければ憂うつでもなかった。が、もし発疹の原因には心理的なものがあるのではないかと疑っている精神分析志向の精神科医か心理学者がわたしを診ていたとしたら、わたしの心の中で何が起きているのかをすぐに明らかにしただろう。しかし、TMSやその等価疾患を発症した場合、必ずしも心理療法士に頼んで何が起きているのかを明らかにする必要はない。たいていの場合、必要なのは情報だけである。すなわち、「無意識の感情は誰にも生じるものであり、ときに不快の度が過ぎて身体症状となって出ることもある」という情報である。

感染症

心理的要因による免疫系の反応として次に紹介する疾患群は、病原体に対する不適切な反応、特有の反応が起きていることを表わしている。頻繁に風邪を引くのも、膀胱炎、単純ヘルペス、膣カンジダ症、前立腺炎、ニキビを繰り返すのも、外から侵入してきた異物に対して免疫系が適切に機能していないことを示している。

感染症はおそらくアレルギー反応よりもはるかにありふれた症状だろう。しかし、原因である病原体から疾患を考える姿勢が当たり前になっているため、心因性だと認識されることはめったにない。風邪は、インフルエンザや他の数々の感染症同様、ほとんどがウイルスによって発症する。咽頭炎も、原因は連鎖球菌などの細菌やウイルスである。髄膜炎や肺炎もあらゆる病原微生物の感染によって発症する。病原体との接触を避けるためにさまざまな手立てを講じ、予防接種をしたり、抗生物質を求めたりする。どれも医学的には健全な考え方、対処法である。

しかし、これだけ病気にならないよう努めていても、免疫系の機能を高める処置は何も行なわれていない。抗生物質を使おうが使うまいが、最終的に感染を抑えるのは、いや、そもそも病原体の感染を防ぐのが、この免疫系だ。まさに身体の国防総省である。武器は化学物質、病原体と結びついてそれを無効にする巧妙なからくり、侵入した異物を破壊吸収する細胞だ。これは実に見事なシステムであるが、五七〇万年という時をかけて作り上げてきたものであれば、この能力も無闇に驚くべきものではないのかもしれない。

わたしは自分の臨床経験を通して、免疫系の能力が感情によって高まったり、弱まったり、変化したりするのを目の当たりにしてきた。こうしたプロセスの理路はいまだ解明されていない。研究の待たれる分野である。

エプスタイン・バー・ウイルス症候群

エプスタイン・バー・ウイルス症候群は明確な定義のない疾患で、症状は疲労感とさまざまな痛みである。こうした症状のある患者を調べると、エプスタイン・バー・ウイルスの抗体価が上昇していたことがわかったので、この名称がつけられた（エプスタイン・バー・ウイルスは伝染性単核球症を引き起こす病原体で、したがって、人間の血中にその抗体がある可能性は高い）。わたしが診てきたＴＭＳ患者にも、この抗体価が高かったためにエプスタイン・バー・ウイルス症候群だと診断された者が数多くいる。

このところ、エプスタイン・バー・ウイルスの抗体価が心理状態の影響を受けることを示す証拠が増えてきている。一九九四年『診療・臨床心理学雑誌 *Journal of Consulting and Clinical Psy-*

chology』に発表された論文には、これまで抑圧してきた感情を書いたり話したりする機会を与えられると、**エプスタイン・バー・ウイルスの抗体価が減少した**とある。別の研究では、ストレスを感じた出来事に対する気持ちを書き出すと、感染と闘う免疫系の一細胞、リンパ球の数が増加したという。これらの研究は明らかに、免疫系の機能を修正する働きが感情にあることを示している。

こうした研究結果は国民の健康にとって非常に重要な意味をもっている。エプスタイン・バー・ウイルス症候群による高度障害保険請求は、一九八九年から一九九四年までの間に三二〇パーセントも増加した。この疾患は、免疫系の機能障害（抗体価が上昇する）とTMSが結びついたもののようだ。双方とも原因は、本書の第一部で述べた心理的プロセスにあると考えられる。

泌尿生殖器系疾患

泌尿生殖器系疾患の中で特に多いのは頻尿だろう。それも夜間に回数が増えるケースが多い。主流医学の知恵によれば、夜間の頻尿は糖尿病、心臓病、腎臓病のほか、風変わりな疾患の存在を示唆する重要な症状であるから、医師はゆめゆめこれを軽んじることなく、念入りに調べなくてはならない。しかし、たいていは何も見つからない。そういう場合、あるいはTMSや消化器系障害など心身症の病歴がある場合は特に、症状を引き起こしているのは心理的なものだと考えていい。

膀胱炎の繰り返しについては免疫系の項でも触れている。必要に応じて抗生物質を投与するが、望ましいのは心理的要因にも充分配慮した治療である。心理的要因は免疫系の機能低下を招き、その結果、病原体の感染を許したという意味で、発症の根本原因だからだ。

前立腺炎はストレスによって起きることが多い。排尿時に不快感や軽い痛み、ヒリヒリする痛みを伴う。感染の証拠が見つからないことも多い。泌尿器科医も、性欲減退や種々の形で現れる勃起不全は心理的要因によるものだろうと気づいている。となれば、勃起不全の物理的原因究明が失敗に終わることが多いのは当然である。

心機能障害

このカテゴリーに属するTMSの等価疾患は、心拍数や脈動リズムの異常と関わりがある。

発作性頻脈症（頻拍症）は、心拍数の急激な上昇を特徴とする疾患で、わたしの経験では、何らかの心理状態が引き金になって突然発症する。自然に生じたものでなければ、心拍を正常な状態に戻すのに医学的介入が必要となる。

動悸、あるいは心悸亢進はごくありふれた症状で、わたし自身の経験から察するに、無意識下の微妙な感情によって起きるものと思われる。もちろん、こうした診断を下す前に、必ず正規の検査を受けて心臓病を除外しなくてはならない。動悸は安静状態で起きるのが一般的だが、激しく身体を動かしている最中に起きることもある。僧帽弁逸脱症候群のあるケースで動悸が起きると、誤って逸脱が原因だとされる。両者は、ストレスによって生じたものであるという点で関係があるだけだ。憎帽弁逸脱症候群については、本書の適切な箇所（164頁）で改めて詳しく述べる。

その他の疾患

低血糖症

低血糖症もまた、心因性であることを証明するのが難しい疾患だ。わたしもただ臨床経験に基づいて、低血糖症は心理的要因によって引き起こされうるという説を提示できるにすぎない。わたし自身ときどきこの症状が出るが、原因を認識しているので改善はすみやかだ。心身症全般にいえることだが、この疾患もまたプラシーボの影響をたいへん受けやすい。したがって、食事内容を変えることによって、治癒とまではいかないが、症状が軽減することは多い。

めまい

めまいは三半規管の感染が原因だとされることが多いが、わたしは自分の経験から、真性眩暈《げんうん》も含めて、ストレスに原因があると考えている。もちろん、症状が出たら、専門医の診察を受けなくてはいけない。しかし、原因と思われるものが何も見つからなければ（そういうケースがほとんどだが）、真因は明白だ。残念なことに、この症状が本質的に心因性だと認識されていないため、せっかくの治療も症状を取り除くどころか長引かせる結果になっている。治療そのものに害があるわけではないが、病原体が原因だと思い込むことで、注意はそれに引きつけられたままになる。わたしの患者にもめまいを訴えていた人が何人もいるが、心理的要因が原因だと納得したらすぐに症状は消えた。

耳鳴り

これは非常にうっとうしい症状で、「耳の中でベルでも鳴っているようだ」と訴える人が多い。耳の疾患もしくは神経疾患を教えるサインの場合もあるので、必ず専門医にきちんと調べてもらわなければならない。原因が見つからない場合は、安心してTMSの等価疾患だと考えていい。TMS患者に訊ねると、過去のある時期に苦しんだ耳鳴りが、腰痛が出るようになって消えたことに気づいたという返事がよく返ってくる。やはり耳鳴りも、TMSと同じ目的のために生じていると結論せざるをえないようだ。

慢性疲労症候群

医学界はこの疾患を前にして途方に暮れている。定義づけもできなければ、原因の特定もできずにいる。はっきりしているのは、疲れ、非特異的な痛み、慢性的な感染があること。実験でも理学検査でも疾患を特徴づける徴候は得られない。こうした現状に、医学界は葛藤を募らせ、無力感をかみしめている。この疾患の研究者たちはこぼす。集中力の欠如、気分のむら、抑うつ状態を示す慢性疲労症候群患者はたくさんいるのに、なぜ『精神疾患の診断・統計マニュアル』には慢性疲労症候群を特定できる診断が取り上げられていないのか。取り上げられていないのは、精神疾患ではないということだ。

精神医学界もその他の医学界も、心因性という概念を認めない。すでに述べたことだが、『精神疾患の診断・統計マニュアル第四版』に「psychosomatic（精神身体）」という言葉は出てこない。医学界は、今は稀になった転換症状を除いては、無意識領域の現象が身体症状を引き起こすとは信じていない。これで開業医の運命は決まった。慢性疲労症候群やエプスタイン・バー・ウイルス症候群といった疾患の原因について、開業医はいつまでたっても情報を得られない。慢性疲労症候群、線維筋痛症、筋筋膜痛を研究すれば、これらの疾患の類似性が明らかになる。こういえるのは、確かな根拠があるからだ。この三つの疾患は同じ原因で発症するのである。

慢性疲労症候群をあらゆる角度から包括的に見直した結果が、一九九六年一〇月、英国の三つの医師会——内科医、精神科医、一般開業医——から成る共同研究グループの報告として公にされた。研究グループは、すでに発表されていた研究および各々の臨床経験から、慢性疲労症候群の定義、可能性のある原因、患者に対して行なう診断法、治療法を探った。

その結果、原因として考えられる疾患（たとえば、感染症、ガン等）は特定できなかったが、慢性疲労症候群患者の半数以上に、抑うつ状態、睡眠障害、集中力の欠如、動揺、無力感、罪悪感、自殺念慮、食欲もしくは体重の変化が、少なくともひとつは認められることがわかった。ほかに全体の二五パーセントは不安だけでなく、不安と抑うつ状態に関連した身体症状にも苦しんでいた。研究グループはこの身体症状を身体化障害と呼んでいる。

この報告が強調しているのは、一般開業医は症状が本物である（仮病や心気症ではない）と認めなくてはいけないという点だ。可能性の期待できる治療法は、徐々に負荷を増やしていく運動療法と、認知行動療法だという。認知行動療法は心理療法のひとつで、その目的は、「運動量を増やし、逃避行動を減らし、自尊心を高め、病気に対する抑制力を改善し、病気に関する認識を改め、抑うつ状態や不安と闘い、障害を助長している潜在的な思考パターンや認知の歪みを見つけ出すこと」とある。

必ずしも的を射ているとはいえないが、それでもこの報告は重要な記録である。慢性疲労症候群の原因と治療を左右する要因を探るのに、心理学に方向を定めている。気分障害も身体症状も、無意識下にある強烈な感情が原因で生じるものだということを開業医は認識しなくてはならない。痛み、疲労感、不安、抑うつ状態はどれも症状である。治療法は認知-分析療法がふさわしい。不安や抑うつ状態と「闘う」ことなどできない。なぜ不安や抑うつ状態が生まれるのか、その理由を見つけなければならない。患者が自分の症状を引き起こしている無意識下の感情と向き合ったとき、症状は消える。

痙攣様発声障害

痙攣《けいれん》様発声障害は、以前は痙攣性発声障害と呼ばれていた声の疾患で、声帯の痙攣（喉頭痙攣）が原因で生じる。原因は心理的なものだと長い間考えられていたが、他の多くの疾患同様、最近の研究者たちはたいてい神経組織の障害、つまり、脳に発生した異常が原因で起きるものだとしている。しかし、今も心因性だと診断されるケースがないではない。それ以外は原因不明（突発性）とされる。

痙攣様発声障害は、主にふたつのタイプに分けられる。ひとつは声門が狭まる内転筋型で、引きつったかすれ声になる。もうひとつは声門が開いたままになる外転筋型で、息がもれて大声が出せなくなったり、声が途切れたりする。

わたしも痙攣様発声障害の患者を何人か診たが、どの患者にも腰痛の症状があったことから考えて、痙攣様発声障害は大半が心因性なのではないかと思っている。心因性だとされないのは、患者が心理的な問題に苦しんでいるように見えないからではないだろうか。肝心の感情は無意識下に抑圧されているのである。

ＴＭＳや痙攣様発声障害のような症状は、どうにかして調査しようにも、心理テストによって抑圧された感情の存在を明らかにできないことがネックになる。当然ながら、苦痛を伴う不快な感情はとりわけ深く抑圧されているため、突きとめるのも非常に困難だ。

ある優れた研究論文が『コミュニケーション障害ジャーナル *Journal of Communication Disorders*』に発表された。これを読むと、痙攣様発声障害の調査に関する問題点が明らかになる。論文によれば、痙攣様発声障害患者一八名のうち一〇名が不安または憂うつを感じており、この一〇名のうち五名は不安と憂うつの両方を感じていることがわかったという。さらに、この患者群と、年齢、性別、利き手の条件が同じ対照群とを比較すると、患者群の方が身体症状についてこぼすことが多かったという。

わたしの立場からいわせてもらうと、この研究では、痙攣様発声障害を引き起こした心理的要因はどの患者についても明らかになっていない。何が無意識下に抑圧されているのかを示していないからだ。一〇名の患者に確認された不安や憂うつは、明らかに、無意識領域に潜むもっと根本的な問題を映し出している。この根本的な問題のせいで、不安や憂うつを感じているのである。

精神分析志向の心理学者や精神科医は、さまざまな心身症について研究結果を発表するが、それを支持する具体的データの欠如を常に批判される。残念ながら、心理テストはまず役に立たない。それを使って測定できる内容は、目前の問題とは無関係だからだ。おぞましくも強烈な感情を掘り起こせるのは、有能なセラピストだけである。同じことが心理テストにできるとはとても思えないが、もしそれを可能にする心理テストがデザインされたなら、それは必ず人類にとって恩寵《おんちょう》となるだろう。

ここで述べた疾患以外にも、心理的要因による身体疾患はまだたくさんある。まれな疾患であっても、障害になるという点に変わりはない。たとえば、診断が確定できない眼科の症状や口の渇きを訴えるドライ・マウス症候群、突発性喉頭炎なども心因性である。体内の器官やシステムは、どれひとつとして心との関わりを免れることはできないとわたしは考えている。

しかし、病因に感情が関わっているのだから、病気になったのは患者自身のせいだ、というような悪意に満ちた結論を出すのは避けなくてはいけない。細菌に感染したとき、細菌が体内に入るのを

「許した」自分が悪いとは考えない。それと同じで、本人を責めるのは筋違いである。心因性疾患に罹《かか》った人は、自ら罹ろうとして罹ったわけでもなければ、仮病を使っているわけでもない。そこに展開しているのは、複雑な仕組みの生理・心理間の相互作用であり、意識はそれを感知もしていなければ、コントロールもしていない。性格特性と呼ばれる完成品には、数多くの遺伝的要因および環境因が寄与している。その発達プロセスは複雑をきわめ、人類はその解明に着手したばかりである。心要因に基づく疾患に対して罪悪感を感じるのは無意味であり非論理的だ。幸いにも、自分の感情を突きとめることや、感情が身体の機能不全を引き起こすプロセスを学ぶことが、実質的な治療になる。それが、TMSとその等価疾患に取り組みながら、わたしが学んだことである。

ここまでTMSとその等価疾患というテーマで説明してきた疾患群は、間違いなく、現代社会に蔓延する数多くの病苦の原因だ。しかし、適切な対処さえなされれば、苦しみは大いに和らげられ、医療につぎ込まれる巨額の費用、今や現代社会のお荷物となったこの費用を削減することができるのである。

第8章　感情の影響を受ける疾患

ＴＭＳおよびその等価疾患と感情との間には、はっきりした直接的な関係があるというのに、観察から得られた所見はというと、疾患の発症に無意識下のプロセスが関わっていることを示唆するものがあるだけだ。この無意識下のプロセスについてこれから論じていくが、これは重大な問題をはらみ、生命を脅かすことさえ少なくない。したがって、ぜひとも真剣に研究して、感情が病因として重要な役割を果たしている可能性があることを明らかにしていかなければならない。感情の関与を示唆する症状に関してはこれまでにも研究が行なわれているが、その多くに欠陥があった。感情がそもそもの発症に寄与している可能性を考慮していないために、これを発症要因として研究計画の中に組み込んでいないのである。最近の研究では、これまで自律的に機能すると考えられていた体内のさまざまなシステムが脳と密接に関わっているのはほぼ間違いないとされている。しかし、心理的要因は、自己免疫疾患やガン、感染症の**経過**に影響を与えるという視点でのみ取り上げられ、**原因**としては考慮されていないのが現状である。

自己免疫疾患

ＴＭＳとその等価疾患とは対照的に、自己免疫疾患には、事実上不変であるはずの組織に病的な変化が現れるという特徴がある。とりわけ恐ろしいのは、組織破壊が本人の体内で発生することだ。疾患名に「自己」とあるのはそれゆえである。自己免疫疾患は、明らかに免疫系における邪悪な機能障害の一例である。

この疾患群には、慢性関節リウマチ、多発性硬化症、糖尿病、バセドウ病、結節性動脈周囲炎、全身性エリテマトーデス、重症筋無力症、溶血性貧血、血小板減少性紫斑症、悪性貧血、突発性アジソン病、糸球体腎炎、シェーグレン症候群、ギラン・バレー症候群などのほか、一部の不妊症も含まれ、その他の多くの疾患も同群に属する可能性がある。こうした疾患すべてを論じるのは本書の力量を超えている。

脳が免疫系の調整に用いるさまざまな方法は、数多くの研究によって明らかにされている。たとえば、脳下垂体が分泌し、免疫系に直接・間接の影響を与える複数のホルモンは、視床下部の支配下にある。この視床下部は、思考や感情を処理する大脳皮質や大脳辺縁系から影響を受けている。

ノーマン・カズンズは著書『笑いと治癒力』(邦訳：岩波書店)で、強直性脊椎炎を患った経緯を語っている。強直性脊椎炎は典型的な自己免疫疾患だ。病状は次第に悪化の度合いを深めていく。そんなとき彼は、「自分で治そう」と思い立った。「たしかウォルター・Ｂ・カノンの研究に、身体の知恵に関するものがあったはずだ。ハンス・セリエは葛藤とか抑圧した怒りといった感情は副腎を疲労させると書いていたではないか」。現代の研究によって、副腎の疲労は免疫系の機能を著しく害することがわかっている。カズンズは、自ら「ポジティブ・エモーション」と名づけた肯定的な感情を使って、「ネガティブ・エモーション」と名づけた否定的な感情の力を解毒し、自分の病気を治してしまった。彼は、回復したのはビタミンCの大量摂取のおかげでもあると考えたが、これはプラシーボ効果だったかもしれないと認めている。

カズンズのこの著書や彼が『ニューイングランド医学雑誌』に投稿した論文は、当時、一般市民にも医学界にも大反響を呼んだ。代替療法の治療家を求める動きはすでに出始めていた。歴史を振り返れば、心の力を認識していた医師はかつてたくさんいた。しかし、カズンズは転向者たちに向かって訴えていたのかもしれない。相変わらず機械論的診断法・治療法を採りつづけている医学界のおかたを、彼は言葉巧みに非難したのだ。主流医学は、アメリカがかくも代替医療を求めるのは、従来の医療がさまざまな疾患の治療に充分な効果を上げていないからだということ、疼痛症候群の治療がそうした失敗例の最たるものだということを今もって認識していない。

高血圧

腰痛が消失したのちに高血圧症状が出たというケースはわたしの患者にも数例あるが、高血圧はTMSの等価疾患ではない。理由はいくつかある。

まず、高血圧は症状のない疾患だということ。例外はあるが、一般的に、血圧を測ってはじめて自分が高血圧であることを知る人が多い。これでは注意をそらすことはできず、回避戦略の用をなさない。

次に、高血圧はアテローム性動脈硬化症（動脈の硬化）や心臓肥大などの重篤な疾患の一因となる場合があるということ。したがって、TMSやその等価疾患と同一カテゴリーに分類することはできない。

さらに、高血圧は、場合によっては遺伝性だとする専門家もいるということ。これはTMSにもその等価疾患にも当てはまらない。また、褐色細胞腫と呼ばれる副腎腫瘍や腎臓病などの特異的疾患が原因で高血圧になることがあるというのも、等価疾患に含めない理由だ。

TMSの等価疾患ではないにせよ、一部の高血圧が心因性であることを示す証拠は存在する。コーネル医科大学付属ニューヨーク病院の心血管センターの内科医サミュエル・J・マンは、抑圧された感情と「**自覚がない**ために人に**説明できない**ストレス」とが、高血圧の発症の主因であることが多いと結論づけている。この結論には興奮せずにいられない。これによって「身体一辺倒」の医学界に突破口が開いたことになる。結局のところ、マン博士やわたしのような身体を診る医師が、身体疾患の根底に心身相関関係があることを認識しなければならないのだ。身体症状は精神科医の守備範囲ではなく、わたしたちが扱う領域だからである。精神科医が診るのは、心身症を抱えた患者のうちのほんの一部でしかない。ほんの一部でしかないにもかかわらず、それで全部であるかのように思われ始めている。

同心血管センターのペーター・シュナル博士を中心とする別の研究グループは、高血圧は職場における「仕事上のストレス」と深い関連があると結論してこれを証明し、ストレス管理能力の欠如が高血圧特有の重要な要因であるとした。この「ストレス管理能力の欠如」というのは、言い換えれば、無意識下の怒りがある明確な理由のために表現されないまま自動的に抑圧される状態を指すのだろうと簡単に察しがつく。

高血圧は、TMSやその等価疾患に比べるとはるかに重い疾患だが、その他の心血管系疾患や自己免疫疾患、ガンほどではないという印象がある。心理面からいっても、重篤な疾患を発症している患者ほどではないにせよ、TMS患者よりも高血圧症患者の方が身体に異常が出てしかるべきだと考えたくなる。しかし、何度も繰り返すようだが、これは憤怒の大きさと抑圧の深さの問題である。憤怒の抑圧が深ければ深いほど、重病になる可能性が高まる。もちろん、これはまだ仮説でしかないが。

動脈硬化症、アテローム性動脈硬化症（粥状動脈硬化）、動脈の硬化

これらはいずれも、動脈の内壁に脂肪性の物質（血小板）が付着して厚くなり、血管内が狭くなったり、ひどくなると塞がったりする状態をいう。脳内にこの状態が生じれば、脳卒中になることもある。心臓で生じると、心筋梗塞（心臓発作）など、さまざまな反応を引き起こす。体内のどの動脈にもこの状態が起こりうるため、下肢の循環障害や腎臓病、失明など、多種多様の問題を発生させる。

動脈硬化になるかならないか、あるいはその進行度は、遺伝的要因や、体質、食事、糖尿病の有無、運動量、感情の起伏など、いくつかの要因によって左右される。

マイヤー・フリードマン博士とレイ・ローゼンマン博士はその共著『タイプA性格と心臓病』（邦訳：創元社）で、冠状動脈内のアテローム性動脈硬化症の発症には心理的要因が大きく影響すると述べている。昨今では、人をタイプAに類別するのが社会的風潮になっているといってもいいくらいだ。この本によると、タイプAの性格特性は、精力的、仕事中毒、攻撃的、競争心旺盛、敵意を抱きがちなどで、このタイプは冠状動脈硬化症に罹りやすいという。さらに調べると、この性格特性の中でも特に〝敵意〟が重要であることがわかってきた。敵意は内的憤怒が外に現れたものと**考えられる**ことから、憤怒が主因として働いているとするのは理にかなっている。タイプAの性格特性は、TMSとその等価疾患につながる性格特性に類似している。

一九九〇年に発表された論文で、心理的要因は冠状動脈内のアテローム性動脈硬化症の発症に重要

な意味をもつという説をさらに支持するものがある。カリフォルニア大学サンフランシスコ校医学部のディーン・オーニッシュ率いる研究チームは、冠状動脈内に硬化を生じさせていた血小板の付着が、特別な治療プログラムを一定期間忠実に実行することによって減少したことを明らかにした。この治療プログラムは、特別な食餌療法、ストレス処理のための瞑想やリラクセーション法、イメージ法、呼吸法、さらには、軽い有酸素運動、グループ・ディスカッションから成っていた。患者たちはグループ・ディスカッションを通して互いに交流し、支え合い、励まし合って、プログラムをやり通すことができた。その結果、対照群の患者は徐々にアテローム性動脈硬化症が悪化していったが、実験群の患者は狭心症の発作（痛み）もほとんどなく、冠状動脈の硬化が改善した。心理的要因に注目したからこそ、冠状動脈内のアテローム性動脈硬化症が改善したのだとわたしは思っている。

心理的要因が冠状動脈内の動脈硬化の主因であるなら、同様に、体内のどの部位におけるアテローム性動脈硬化症にも影響をおよぼしていると考えるのが道理である。

僧帽弁逸脱症候群

これは心臓の弁に生じる構造異常で、興味深くも謎めいた疾患である。正常な心臓の機能を妨害するわけではないので、無害だと思われる。年々重症度が変わるかと思えば、完治してしまうこともある。

TMSやその等価疾患と同じで、自律神経系の不調によるものだろうということは研究で明らかになっている。一九八七年一〇月三日付け『ランセット』誌に載った無署名の論説によると、交感神経系と僧帽弁逸脱症候群との関連を論じている医学文献を調べた結果、僧帽弁逸脱症候群患者に見られる自律神経系の機能障害と同じ異常が、不安症状を訴える人にも見られることが判明したという。不安と僧帽弁逸脱症候群双方に関係する化学物質の変化は、無意識下で生じている心理現象の結果であり、一見何の共通点もなさそうなふたつの疾患に共通する分母は、抑圧された憤怒であるとわたしは信じている。繰り返しいうが、心理状態が化学反応を促すのであって、その逆ではない。

別の研究では、TMSのひとつである線維筋痛症を患っている患者は、僧帽弁逸脱症候群の発症率が高いと指摘されている。

一般的にいわれていることでもあるが、わたしの経験では、僧帽弁逸脱症候群は動悸の原因ではない。僧帽弁逸脱症候群も動悸も心身相関プロセスによるものであり、したがって共存もできる。ずっと以前から僧帽弁逸脱症候群を患っているのに、長い間動悸を経験していないという人もいる。

ガン

数多くの研究や観察記録で、ガンの発症と経過に心理状態が影響を与えている可能性があると主張されるようになったのは、昨日今日のことではない。これに興味のある読者には、ローレンス・ルシャン、ケネス・ペルティィエ、カール・サイモントン、スティーブン・ロック、リディア・テモショックの著書を読まれることをお薦めする。ロック博士の『内なる治癒力』(ダグラス・コリガンとの共著。邦訳：創元社)には、長年にわたるこの分野の研究について優れた考察が展開されている。

心理的要因がガン発症とその転帰に何らかの影響を与えていることについては、充分証拠がある。しかし、それがいかなる影響なのか、正確なところはいまだ解明されていない。

おそらく人体は常に新しい腫瘍を生み出しているのだろうが、免疫系がそれらを望ましくないものと認識し、すみやかに破壊するのだろう。心理状態が影響を与えるのは、悪性のガン細胞がわずかに発生したその初期段階なのだろうか。この問題は、ガン研究に委ねたい。

免疫系がその初期任務に失敗すると、ガン細胞は増殖を続け、腫瘍が成長する。では、この第二段階において心理状態は影響をおよぼすことがあるのだろうか。『内なる治癒力』のガンと心を扱った章で、ロックとコリガンは、悪性黒色腫患者に関するリディア・テモショックの研究を取り上げている。テモショックを中心とする研究チームは、患者の大部分に〝いい人〟でありたいという強い欲求があることに気づいた。そして、怒りや恐怖や悲しみを顕《あら》わにすることはまずなく、自分のことよりも自分の大切な人たちのことを心配する傾向が強い。悪い感情は受け入れないのだ。いやはや、これではTMS患者の性格特性そのものといってもいいではないか。TMS患者はなぜ悪性黒色腫ではなくTMSを発症したのだろう。

にこやかな表情のガン患者の中には、心の中に途方もない憤怒が隠れているのかもしれない、とわたしは考えている。その憤怒は、いい人でありたいという強迫的な欲求(善良主義)がもたらした結果であると同時に、その欲求の源でもある。本書の第一部で述べたとおり、人を喜ばせたいという強迫的欲求は、自己愛的な内なる自己にとっては腹立たしい以外の何者でもない。その一方で、無意識領域の親はいいつづける。「心の中はこんなに陰険で、怒ってばかりじゃないか。おまえはいい人にならなければいけない」。なじみにくい考えだろうとは思うが、脳（心）には互いに対立しがちな考えや感情が凝集していると考えなくてはならない。整然とした論理的な器官であってほしいとは思うが、そうはいかないのである。

ガンとの関係を取り沙汰されている心理的要因はほかにもある。心理学者らはずっと以前から、うつ病や抑うつ状態をガンに関係ありとみなしていた。心に深い傷を残すような人生の出来事は、しばしばガンの前触れとなるのだ。ガン患者の中には、感情を表に出せない者もいれば、希望を失い無力感に苛まれる者もいる。両親との関係がうまく行っていなかった者も多い。まったく同じことがTMSおよびその等価疾患の患者にも観察できる。ここでもまた疑問が湧いてくる。TMS患者はなぜガンでなく基本的に良性の疾患に罹ったのだろう。

TMS理論でもっとも重要なのは、本書の第一部で述べたとおり、生活のさまざまな局面がプレッシャーの原因になっているということ、そうしたプレッシャーが内的な憤怒を引き起こしているということだ。完全主義と善良主義と憤怒の精神力学的相互作用はその好例である。人生におけるストレスに満ちた出来事は、無意識下に憤怒を生み出しつづけている。愛のない育てられ方をしていたり、幼少時に虐待を受けていたりすると、その憤怒は生涯続くこともある。

ＴＭＳ理論によれば、貯め込んだ憤怒がＴＭＳやその等価疾患となって出るのか、自己免疫疾患、心血管系疾患、ガンとなって出るのかは、憤怒の大きさと、抑圧の深さまたは強さによって決まる。精神的に依存していた親や配偶者を亡くすなど、人とのつらい別離に苦しんでいるときには、途方もなく大きな憤怒が生まれ、それがガンを発症させる場合もあるだろう。数多くの心理的要因がガンと結びつけられるのは、そういった要因のいずれもが内的憤怒を誘発するからだ。この内的憤怒が、良性であれ悪性であれ、種々の心身反応を引き起こす原因の共通因子だとわたしは思っている。いうまでもないが、心身反応を逆転させるために心理療法を用いる場合、取り組まなくてはいけないのは、憤怒そのものではなく、憤怒の原因の方である。

わたし自身がＴＭＳを患ったことで、それがまたとない契機となってＴＭＳ理論を打ち立てるに至った。ＴＭＳ理論に基づく治療は順調で、抑圧された憤怒が原因だとはっきりしているケースがほとんどである。患者にはその事実を認識するように指導し、必要に応じて心理療法士とのワークを指示している。本書の第三部を読んでいただくとおわかりになるが、患者の八五〜九〇パーセントは心理療法を受けなくても改善する。わたしの治療プログラムが自己免疫疾患や心血管系疾患、ガンにも適用できるのかどうかは、研究を待たねばならない。原則的には適用できるだろうが、こうした重篤な疾患の場合、ＴＭＳに比べて治療ははるかに難渋するのではないかと思う。

これで思い出すのは、最近報じられた奇跡ともいうべきガンの完治例である。記事は最初『ヴォーグ』誌に出た。アリス・エプスタインは悪性の腎臓ガンと診断され、余命わずかだと宣告された。しかし、彼女は医師の予測をはねつけ、自分の生活を隅々まで見直すと同時に心理療法を受け始めた。そして、ガンから生還した彼女はその経験を本にして発表したのだ。

こうした経過は、ノーマン・カズンズのほかにも数多くの人々がかなり以前から論じてきたことである。

心身医学の分野には、解決すべき疑問や謎がたくさんある。たとえば、憤怒がとてつもなく深く抑圧されたとき、脳は何を決め手に、ガン、心血管系疾患、自己免疫疾患を選ぶのだろう。医者にしてみれば、なぜガンなのか、なぜ関節リウマチなのか、なぜ冠状動脈疾患なのかを探るよりは、各々の病態生理を解明する方がはるかに容易なことは確かだ。

ホモ・サピエンスは、少なくともこの太陽系では、最も進化した種であろう。その人類に与えられた無上の栄光は〝心〟であり、それはいまだ進化の途中でありながら、すでにきわめて非凡である。数々ある能力のうち、言語能力や創造的思考力というふたつだけをとっても、まことに特殊であり複雑であって、どのようにしてその能力が完成するのか、まったく解明されていない状態だ。

感情に関する研究もまだよちよち歩きを始めたばかりで、感情が身体の機能におよぼす影響を認識していない医学者はいまだにたくさんいる。この心身相関関係に注目してもらうことこそが、本書の目的である。

第三部　心身症の治療

第9章　治療プログラム——情報の力

あなたが今こうして本書を読んでおられるのは、おそらくもう何週間も何カ月も、あるいは何年も痛みに苦しんでこられたからだろう。しかし、病歴の長短はＴＭＳの診断にとって大きな意味はない。身体的な出来事やケガをきっかけとする痛みを何度繰り返してきたかも問題ではない。

ここからは、わたしの最初の診察を受けていると思っていただきたい。

痛む場所は腰で、片方あるいは両下肢にしびれやチクチクする感じ、力の入らない感じがある。背中の上部や中央に痛みが出ることもあるだろう。首や肩が痛んで、両腕あるいは両手のどこかにしびれやチクチクする感じ、力の入らない感じがあるかもしれない。肩関節の周辺に痛みが出るケースや、肘、手首、指、臀部、膝、足首、足の甲や裏に痛みが出るケースもあり、身体の左右どちらか一方に出ることもあれば両側に出ることもある。

いずれもありふれたＴＭＳの症状である。

痛みは日中に悪化することもあれば夜間の方がつらいこともある。朝目覚めて起き上がろうとするときがもっともひどく痛み、時間が経つにつれて徐々に楽になっていく人もいれば、起床時は何ごともなく、時間が経つにつれて次第に悪化していくという人もいる。座る、じっと立つ、歩くといった動作によって痛みが悪化するケースもあれば、改善するケースもある。怖くて腰をかがめたり物を持ち上げたりできない人もいる。そうなると、仕事はできない、走れない、スポーツやエクササイズもできないといった事態に陥る。どんなに簡単な作業や動作でも、身体を使うとなると怖くてできない。

かと思えば、痛みはあっても、相変わらず身体はよく動かし、激しい運動もできるという人もいる。また、痛みは、出るはずだと思うときには出ず、まさかと思うようなときに出るケースもある。

どれもTMS患者にありがちな話であり、TMS患者がいかに特定の時間やさまざまな行動や姿勢と結びつけて痛みを感じるように条件づけされているかを示す典型例でもある。

腰や首、肩のどこかに異常が発生しているのではないか、背骨に構造的な欠陥や変質、変形があるのではないか、椎間板が膨らんだだけか、それともヘルニアか、線維筋痛症かもしれない、いや肉離れか捻挫《ねんざ》か、腱炎か、などという思いが四六時中頭を離れない。この懸念は、たいていX線撮影やCTスキャン、MRIによる診断結果が出て現実となり、画像が何を示しているのかを知ると、痛みはにわかにその度合いを増す、というのがありがちな筋書きだ。

生活は文字どおり痛みに支配され、眠っているとき以外は始終痛みにつきまとわれるようになる。何人も医者を変え、受けた治療法は数知れない。そうした治療で当座は良くなることがあるものの、必ず再発する。

家族や友人は気の毒がり、常に「気をつけてね」と言葉をかけてくれる。

わたしの問診によって以上のことがわかったとしよう。理学検査では、客観的な神経学的異常は見つからなかった。腱反射が消失しているとか、針を刺して反応を調べる知覚テストでわずかに変化が見られるなど、軽度の異常が明らかになっただけだ。もちろん、容易に動き回れず、診察台で思うような姿勢が取れない、前かがみになれないという患者もいるし、また、驚くほど活発に動き回る患者もいる。しかし、どの患者もほとんど例外なく、両臀部の外側および腰のくびれ部分の筋肉、肩上部の筋肉に圧痛を訴えた。さらに、全患者の八割は大腿部外側の長い腱にも圧痛を訴えた。

ここでわたしは問診や理学検査の結果を根拠にTMSの診断を下し、TMSの説明を始める。「以前の検査で明らかになった構造異常は痛みの原因ではありません。なぜそう結論づけられるのか、その証拠をこれからお見せしながら、ご説明します。痛み、こわばり、焼けつく感じ、圧迫感、しびれ、チクチクする感じ、力が入らない感じなど、これらはどれも、その症状に関係している筋肉や神経、腱に軽い酸素欠乏が起きて生じるものです。そうした症状自体は無害です。わたしは臨床医学の現場で激痛を伴うさまざまな症状を診てきましたが、TMSはそれらよりはるかに激烈な痛みを伴う場合もあります。それでも、症状が消えてしまえば後遺症が残ることはありません」

つづいて、なぜ脳はこうした部位に血流不足を生じさせ、こんなにつらい症状を発生させようとしたのかについての説明に移り、無意識下にある怒りなどの強烈な感情が意識上に浮上する恐れが出てくると、脳は痛みを発生させて注意をそらし、そういう事態を未然に防ごうとするのだと話す。ここでたいていの患者は、生活上のストレスや完全主義、善良主義、幼年時代のトラウマなど、痛みの原因となった重要な心理的要因に思い当たる。そして、そのプロセスを理解したとき解決（治癒）に至るのだと知って安心する。さらにわたしは続ける。「今かいつまんでお話しした内容は、基本的な講義を二回受けていただくと、より詳しく、はっきりわかるようになります。病院での診察時間は短すぎて、すべてをお話しすることはとてもできませんので」。ここまでの診察でおよそ四五分かかる。

以上、わたしが行なう最初の診察のようすを要約したが、これで治療の進め方がほぼおわかりいただけたかと思う。なんとかして脳の戦略を阻止しなくてはならない。そのために、わたしは患者に次のことを薦めている。

- 構造的診断を否定する。すなわち痛みの原因を**身体に**求めない（TMSは構造的診断が示す身体疾患とは別種の身体症状である）。
- 痛みが発生する心理的な根拠を認識する。
- 自分の心理状態、および、それから派生する問題すべてを、現代社会に生きる健全な人間にとって当たり前のこととして受け入れる。

構造的診断を否定する

痛みが消えるのは、こういえるようになったときだ。「わたしの背中や腰は正常だ。わたしはもう、この痛みが根本的には無害であること、脳が心理的な目的を達成するために発生させた異常によるものであることを知っている。X線撮影やCTスキャン、MRIで見つかった構造異常は、動作や老化にともなって発生する正常な変化にすぎないこともわかっている」

脳の戦略を阻止するには、この最初の認識が不可欠である。脳は、注意をしっかり身体に引きつけたままにして、無意識下の恐ろしい感情に気づかれたくないのだ。本書の第一部で述べたように、心は無意識下の憤怒が意識上に浮上するのをひどく怖れている。

なぜ構造異常の意味を忘れてしまわなければいけないのか。それは、構造異常で痛みを充分に説明できるケースなどほとんどないからだ。痛みは出るはずのない部位に出ることが多く、また、ベッドで気持ちよく休んでいるといった、出るはずのない時に出ることもある。ある男性患者をよく覚えている。彼は一日中トラック便の荷物の上げ下ろしをしていても平気なのに、朝ひげを剃ろうとシンクで前かがみになるときだけ痛みが出た。背骨にさまざまな構造的変化のある何千人という患者（あるいは線維筋痛症などと診断された患者）がTMSについて学ぶと、数日後、数週間後に完治するのをわたしはこの目で見てきた。こちらの方が説得力があるかもしれない。経験は、たとえ厳しくとも、やはり偉大な師である。

ＴＭＳの症状は、既知の構造異常と結びついて始まることが多い。たとえば、腰下肢痛を訴えている患者がＣＴスキャンやＭＲＩで椎間板ヘルニアが見つかった場合、そのヘルニアは痛みを説明できるほぼ正しい部位にあったりする。こうしたケースでは、患者が痛みから解放される早さによって、椎間板ヘルニアは痛みの原因でないことが明らかになる。

椎間板の異常の存在は多くの患者にとってネックとなっている。注意を身体にそらせておきたいと願う脳がいかに賢明か、これでわかるというものだが、それに気づかない患者はここでつまずく。脳は、椎間板ヘルニアの部位も、膝関節に生じた半月板損傷も、肩の回旋腱板損傷も、体内で起こっていることはすべて把握している。そんなことはありえない、と思われるかもしれないが、脳が構造異常のある部位にＴＭＳを発症させようとするのは経験から明らかだ。古傷の跡に痛みを発症させるのと同様、そういう部位の方がインパクトも大きく、身体にしっかり注意を引きつけておくことができるからだ。

痛みの原因を構造異常に求めがちになるのは致し方のないことで、ときにはそれが妥当なケースもあるが、たいていは明らかに誤りで、本当の原因はＴＭＳだ。ＴＭＳによく通じた医師なら、その見分けができる。

幸いなことに、最新の研究のおかげで、構造異常は蔓延しているがほとんど痛みをともなわないと

同時性の原理

いうことを患者に納得してもらうのが容易になってきた。一九九四年七月、『ニューイングランド医学雑誌』に非常に印象的な論文が発表された。カリフォルニア州ニューポート・ビーチのホーグ記念病院とクリーブランド・クリニックの研究者グループが、腰痛を経験したことのない男女九八名をMRIで診断した結果、六四名に椎間板の膨隆や突出が確認されたと報告しているのだ。これはほんの一例で、昨今では、年数をかけて構造異常が腰痛の原因でないことを証明した研究がほかにも多数発表されている。こうした事実にもかかわらず、ほとんどの医師や治療家は相変わらず痛みの原因を構造異常に求めつづけている。

痛みが生じる心理的根拠を認識する

脳は必死に無意識下の憤怒から注意をそらそうとする。これは反射的な反応であって、論理や理性とは無関係だ。そこで、このプロセスに論理を持ち込まなくてはならない。これは非常に重要な、TMS理論の核ともいうべき部分であり、無意識下の反射的な反応に意識的な思考プロセスを使って働きかけることが可能だという意味である。それはもはや仮説ではない。何千人という患者が現にそうしているのを目の当たりにしてきたのだから。

憤怒が抑圧される理由については、本書の第一部で数多く取り上げ、論じた。できれば、もう一度読み直していただきたい。その場合、痛みが「どの部位に、どんなに強く」生じているかでなく、抑圧された憤怒について考えつつ読まなくてはいけない。

無意識領域は、意識領域のように論理的でもなければ、理性的でもない。反射的に反応し、ときにはまったく訳のわからない反応を示すこともある。TMSの発症がその良い例だ。「痛みを発生させて抑圧された憤怒から注意をそらすことに、どういう意味があるのでしょう？　わたしなら、痛みより憤怒の方に取り組みたいと思いますが」という人が出てくるだろう。いかにも論理的である。しかし、進化の観点からいうと、TMSのような反応は、人間の現段階における感情体系のあり方の反映であり、感情体系はまだまだ非理性的なのだ。脳は進化しつづけているので、何百年後か何千年後かはわからないが、いつか、無意識領域がもっと理性的になる時代が訪れるかもしれない。けれども、TMSとその等価疾患の発症プロセスを理解するには、今のところ、無意識領域が意識領域とはきわめて異なることを知っておく必要がある。無意識の心は明らかに憤怒を怖れており、それに応じて反応しているのだ。

心理状態を受け入れる

わたしたちは自分にこう言い聞かせなくてはならない。「今のままの自分でいい。かんしゃく持ちの子供のように非論理的で、無意識に激怒してもかまわない。それは人間として当たり前のことであり、誰もがそうなのだから」と。

もう一度、治療の三原則を繰り返しておこう。⑴身体的要因を否定すること、⑵心理状態を認識すること、⑶その心理状態を受け入れることである。では、実際に毎日の生活の中で、こうした目的を達成するためにどう取り組んだらいいのだろうか。以下にその方法を述べたいと思う。

感情と向き合う

わたしは患者に、痛みを感じたらいつでも、抑圧された憤怒があるのだなと意識し、その理由を考えるようにと指示している。これは、脳がしようとしていることと正反対のことである。脳に対する反撃であり、脳の戦略を無効にする攻撃である。それには不快で恐ろしい思考や感情に集中しなければならない。痛みを否定し、不快な感情などから注意をそらすという痛みの目的を否定するためには、そうすることが不可欠だ。

痛みが激しいと、感情に集中するのは難しいが、闘いだと思わなくてはいけない。意識領域の意志が、脳の無意識で反射的な反応と闘っているのである。

脳に話しかける

ばかばかしく思われるかもしれないが、これはたいへん効果的な方法だ。意識の心が無意識の心に話しかけるのである。力強く話しかけるほど、効果も大きい。治療に成功した患者たちは、「鋭い痛みが走るのを感じると、以前は攻撃の前触れのように思ったものですが、今は自分に向かって話しかけたり怒鳴ったりします。すると、痛みは消えてしまいます」と報告してくる。自分の脳に向かって、何が起きているのか承知している、身体の痛みは無害であり、抑圧された憤怒から注意をそらす役割を果たしていることはわかっている、もはや注意をそらすつもりもないし、脅しに乗るつもりもない、と話しかけるのだ。関わっている組織への血流量を増やすようにいうのもいい。最新の研究に、脳が身体各部とどのようにコミュニケーションを取っているかを証明しているものがあるが、それに照らせば、これはきわめて理にかなった方法だ。

ストレスリストを作成する

暮らしの中で苦痛に感じていることをすべて書き出そう。そうした苦痛はどれも内的な憤怒の原因になっている。中には自ら課しているプレッシャーもあり、これはまじめな完全主義者、善良主義者に特有のものだ。日常生活の苦痛には、結婚や子供のことなど、「幸せ」な事柄も含まれる。これらも大きなプレッシャーの元になっている。幼い頃から持ち越している怒りも書き出さなくてはならない。

患者たちは、この方法が非常に役立ったという。そういえば、自分のリストの長さに愕然としたといった男性もいる。

「自分の人生のトラブルや問題にばかり集中していたら、かえって状況が悪化するということはないのでしょうか？」とよく訊ねられる。矛盾しているように思われるかもしれないが、答えは「ノー」

だ。そうしたトラブルや問題が内なる心に与える影響を認識できていないからこそ、ＴＭＳや胸やけ、片頭痛、不安、抑うつ状態といった症状が出てくるのだ。苦痛の原因を突きとめ、それに自覚的に対処することによって、無意識領域に潜在する将来の苦痛の原因を減らしていくことができるのである。

内省的な時間、もしくは瞑想の時間を毎日もつ

治療法のこの部分は、日中は仕事のことしか考える時間がないという多忙な人には不可欠である。その多忙状態から抜け出す方法を考えることが、ＴＭＳとその等価疾患の治療になる。独りで静かに行なうことができればいうことはない。ぜひとも、腰を下ろして、改善するには何が必要かを考える時間を毎日設けてほしいと思う。

身体を動かすことと動作恐怖

ＴＭＳおよびその等価疾患のような症状の目的は、注意を身体に引きつけておくことだとわかっている。痛みが消えたにもかかわらず、身体を動かすことや痛みの再発、ケガ、背骨各部で進行する変性を怖がっていたら、まだ闘いに勝ったことにはならない。痛みの再発を防ぐには、こうした恐怖心に打ち勝たなくてはならない。したがって患者は、いったん痛みが消えるなり、それに近い状態になったとき、あるいはＴＭＳの診断を確信できるようになったときに、何の動作制限も加えない普通の

生活を送るようにというアドバイスを受ける。患者たちの報告によれば、身体を存分に動かせるようになるには数カ月を要するとのこと。それはそうだろう。長年、背骨や腰はもろいものという誤った考えに曝されつづけてきたのだから。

これをしてはいけない、あれをしてはいけない。こうしなければいけない。よくよく注意しないとケガをする。背骨がずれている。椎間板が潰れて椎骨同士が擦れあっている。下肢長に左右差がある。そもそも人間は直立歩行するようにはできていない。偏平足だからしかたがない。クロールと平泳ぎで泳いではいけない。背中をそらすな。うつ伏せで寝てはいけない。腰の曲げ伸ばしをするときは膝も曲げなくてはならない。物を持ち上げてはいけない。腹筋運動はぜったいだめ。とにかく歩きなさい――と、枚挙にいとまがない。

こんなふうに忠告され禁止された上に、医師のおそまつなアドバイスを駄目押しされれば、否が応でも身体に注意が向く。まさに脳の思うつぼだ。

恐怖心を抱くことなく、元どおり身体を動かし始めるには、ゆっくり進むことだ。順調に進まなくてもかまわない。開始を急ぎすぎて多少痛みを感じても、気にすることはない。身体が傷つくことはないからだ。TMSは良性の疾患である。身体を動かすと痛みが続くのは、脳がまだ条件づけを変更している最中だということだ。時期を待ち、何度も何度も試して、最後には自分が勝つのだと確信して安心していなければならない。何千という患者がそうして、TMSを乗り越えてきたのだ。

ただ、身体を動かし始める時期は早すぎてはいけない。身体が傷つく可能性があるからではない。

脳がまだＴＭＳモードに条件づけされているからだ。ＴＭＳの診断を受け入れてから数週間は待った方がいい。その頃には痛みは減少し、自信も高まっているだろうし、脳はそれまでの時間を使ってプログラムを改めているはずだからだ。

予防法であって対症療法ではない

治療の最終目的は、心理状態に対する無意識の心の反応を変化させることだ。この目的が達成されたとき、痛みは消える。治療には時間がかかるため、これを予防医学におけるエクササイズとみなす必要がある。ある意味、明日の痛みを止めようとしているのであり、またその後に生じうるどんな痛みも止めようとしているのだ。この点が、痛みだけを治療しようとする従来の考え方とは異なっている。痛みに対処するだけでは、感染症で感染そのものを治療する代わりに熱だけを下げるようなものである。ＴＭＳの治療は痛みの原因を取り除こうとしている。わたしが「情報はＴＭＳの治療におけるペニシリンだ」というのはそういう理由からだ。けれども、抗生物質と違って、情報を使って症状を逆転させるのにはどうしても時間がかかる。忍耐が肝心だ。そして、根気も要る。痛みはたいてい数週間もすれば消えるが、恐怖心を取り去るにははるかに時間がかかる。

なぜ効果があるのか

身体的要因を否定し、心理状態を認識して受け入れることで、なぜ痛みを消すことができるのだろうか。

痛みの目的は、進行中の心理状態から注意をそらし、身体に意識を集中させることだというのを忘れないでほしい。突き詰めれば、意識の注目を獲得するための闘いである。

ヘレンに何が起きたかを第一部で語ったが、それを思い出していただきたい。抑圧に失敗し、痛みによって注意をそらそうとする戦略も機能しなくなったとき、ヘレンの強烈な感情は爆発して意識上に浮上した。ヘレンは今や意識領域に浮上した感情に注目している。もう身体の痛みが不要なのは明らかだ。痛みはたちまち消え失せた。

ヘレンと同じ体験を誰にも味わってもらうというわけにはいかないので、治療には次善の策を用いている。すなわち、無意識下の憤怒に焦点を絞り、それをイメージし視覚化して、その原因となったあらゆる苦痛について考えるという方法だ。内省は治療のツールである。たいていの患者はこれで痛みが消え、再発も予防できる。こうして憤怒について考えるだけで、おおかたは憤怒を実体験したのと同じ効果が得られる。

この治療法はわたしの頭脳の明晰さゆえに生まれた、といえるものならいいたいところだが、実際には、これを発見したのは偶然である。ＴＭＳの痛みについて、心理学的発生機序の詳細を理解するようになるずっと以前、数名の患者が、痛みは構造的なものではなく心理的なものだといわれただけで改善したのをわたしは目の当たりにした。何年もの間この不可思議な出来事に頭を悩ませた挙句、やっとのことで、痛みの役割は恐ろしい感情から注意をそらすことだと理解したのだ。

情報のもつ治癒力

単に身体から心へ意識を移行させるだけで目的を達してしまう人もいれば、治療プログラムがどのようにして効果を上げるのかについてもっと情報を必要とする人もいる。さらに、心理療法が必要になる人さえいる。しかし、どのケースにおいても情報が〝治癒〟に不可欠であるのは変わりない。患者が自分の身体と心で起きていることに気づけば、脳の戦略は頓挫することになる（ＴＭＳが病気ではないことに留意してほしくて、**治癒**に引用符を振っている。確かに症状は改善し、痛みは消える。しかし、実際には何ら〝治癒〟すべき異常は存在していない）。注意の焦点を身体から心に移すことによって、痛みの利用価値を剝奪し、その目的をくじいて、何を隠蔽しようとしているのかを暴くことができる。ごく少数のケースで、憤怒や深い悲しみといった感情を実体験しないと痛みが消えないことがある。こういう場合は必ず適切な訓練を受けた心理療法士の助けを借りなくてはならない。

五〇代のある患者のことが思い出される。彼は母親に対する怒りをずっと引きずっており、自分でもそれに薄々気づいていた。しかし、痛みが消えたのは、心理療法士との治療の中で抑圧していた憤怒を初めて実際に体験できたときだった。

読書療法

情報が担《にな》う重要な役割を証明する事実がある。実に多くの読者が、ＴＭＳに関するわたしの著書、とりわけ『サーノ博士のヒーリング・バックペイン』をじっくり読んだだけで痛みを消すことができたと報告してくるのだ。そのうちのひとりジェイムズ・カンポベロ氏から届いた一九九一年一一月一三日付けの手紙を、氏の承諾を得て以下に抜粋する。読者の参考になれば幸いである。

感謝の気持ちをお伝えしたくてペンを取りました。わたしが今あるのは先生のおかげです。正確に申し上げると、『サーノ博士のヒーリング・バックペイン』のおかげで、わたしは障害の日々から救われたのです。

現在四三歳ですが、腰痛を抱えるまでは大したケガも病気もない人生を送ってきました。ところが一九八九年三月、腰に違和感を覚え始めました。最初は腰がややこわばる感じだったのが、一週間も経つ頃には絶え間ない激痛のためにすっかり衰弱していました。

それから二年間、腰痛に苦しまない日はほとんどありませんでした。軽い痛みの日もあれば激痛の日もありましたが、常に痛みにつきまとわれていたのです。詳しく語るまでもなく、まったくもって悲惨というほかありませんでした。椅子に座っても三〇分ともたない、前にかがめない、物を持ち上げられない、自転車に乗っていられるのはせいぜい二分といえばおわかりでしょう。ずっと楽しんできたさまざまな活動は、ほとんどあきらめました。仕事は立ったままで行ない、しばしばデスクに横になって休みました。暇さえあれば居間の床に寝転がったものです。

あらゆる治療法を試し、いささかあやしげなものにも手を出しましたが、何ひとつ役に立ちませんでした。この近辺で腰痛の権威といわれている先生を含めて、五人の医師に診てもらい、五人のセラピストと三種類の治療プログラムに取り組んだほか、ヨーガ、鍼灸、カイロプラクティックも試しましたが、どれも無駄でした。多少良くなったと思っても、すぐにぶり返すのです。けれども、先生のご本を読み、再読してプログラムに取り組むと、何もできないほどひどかったわたしの腰が、ふた月もしないうちに正常になったのです。現在は発症以前にやっていたことは何でもできます。普通に座っていられますし、自転車にも乗れます。何時間車を運転しても平気ですし、スポーツも前かがみも物を持ち上げるのも普通の人と変わりません。一生できないと思っていたことができるようになったのです。すっかり健康になって早半年が過ぎました。

最初に先生の本を手にしたとき、「効くはずないさ」と思いました（これでも、遠慮して言葉を選んでいます）。先生の理論は、どう考えても信用できるものとは思えず、危うく途中で投げ出しそうにもなりました。しかし、指摘されている性格特性は自分に当てはまるものが多い気がして、結局は読み終えました（でも、「効くはずないさ」という気持ちは消えませんでした）。

先生の本を見つけて持ってきてくれたのはわたしの友人なのですが、彼女はわたしが読み終えた一週間後に自分でも読み、わたしに是非再読するようにといいました（実際には、次のような言い方でした。「あの本、どのページにもあなたのことが書いてあるじゃない。それがわからないとしたら、あなた、よっぽどのバカよ。でなきゃ、その目は節穴ね。読み直しなさい」）。わたしは藁《わら》にもすがりたい心境でしたし、不承不承ながら根本的な概念が自分にあてはまっていることを認めてもいましたので、読み直しました。

すると、徐々にではありましたが、着実に症状が改善してきたのです。その時点で先生に予約の電話を入れました。講義をお聴きし、グループ・ミーティングにも参加して完治したいと思ったからです。しかし、予約日の前の月、さらに四回本を読み直し、治療プログラムに取り組みつづけていると、どんどん改善が進みました。そして予約日が近づく頃には、予約の必要がなくなったことがわかりました。治療を始めて六週間もしないうちに、わたしは基本的に健康といえる状態になりました。その間、身体への治療をストップし、カイロプラクターにかかるのも止め、服薬やストレッチ、腰痛体操も止めました。それ以降、八カ月ほど腰痛の治療は特に何もしていません（むしろ避けていたのです）が、調子は上々です。

先生の治療プログラムは、もし自分自身が実践していなかったら、信じられなかっただろうと思います。わたしの場合、いかにも背骨の構造的欠陥が原因だと思われる状況で、脊椎や椎間板にいくつも問題があると診断されていましたし、椎間板摘除術と脊椎固定術の手術を受ける寸前でもありましたから。（そんな状況から救っていただいたわけで、どう感謝の気持ちをお伝えしたらよいのやら！）

この最初の手紙以来、カンポベロ氏とは文通が続いている。痛みはぶり返すこともなく、相変わらず動作制限もないという。

先日の手紙には、氏が友人のために考えた治療法のコピーが同封してあった。わたしはそれを、ジム・カンポベロ式TMS克服治療プログラムと名づけた。以下にご紹介しよう。

まずは、サーノ博士の治療プログラムに本気で取り組む覚悟が要る。これで治すぞという気持ちが弱いと効果が上がらない治療法なんだ。必ず効くと信じること。信じられなくても、何にでもすがりたい心境だろうから、きっと頑張れる。

実はぼくも、初めて博士の本を読んだときは、「こんなんで効くわけないだろ」と思ったよ。だいたいが疑い深いたちだからね。精神力みたいなものは信じていなかったし、奇跡なんか起こるはずがないって、はなからあきらめてもいた。でも、必死だった。四六時中痛いんだから。仕事なんてできる量はたかが知れていたが、とにかく立ったまま仕事をして、家に帰って床に敷いたマットに横になる。それだけの毎日だった。だから、役には立つまいと思いつつも、妻の頑張ってみたらという言葉でその気になったんだ。ぼくができたんだ、君にだってできる。

というわけで、まず『サーノ博士のヒーリング・バックペイン』の治療プログラムに取り組む覚悟をしなくちゃならない。費用はかからないが、毎日わずかな時間でも割いて、それを少なくともひと月は続ける必要がある。やってみたらどうだい？　ダメでもともとじゃないか。

決まったやり方はなさそうなので、ぼくが実際にやって効果があった方法を書いておこう。ぜひ試してほしい。

1．毎日『サーノ博士のヒーリング・バックペイン』を三〇ページほど読む。字面を追うだけではいけない。書いてある内容についてじっくり考えるんだ！　博士の言葉を注意深く読み、自分にどうあてはめたらいいのかを考えること。うっかりするとすぐ注意が散漫になるから、必死で内容に集中するんだ。まさに自分のことだと思うような箇所は、特に注意深く読むこと。それから、常に自分に言い聞かせる。この本に紹介されている人たちは自分と同じような問題を抱えていたけれど完治したんだ、って。最後まで読み終えたら、翌日から再読に入る。こうして、少なくともひと月は読みつづけるんだ。何度目になっても、注意深く読むこと。

2．毎日、時間を少々割《さ》いて、自分がどんな問題に悩んでいるのか、自分の人生の何に、心の中の何に悩んで、背中や腰の症状を引き起こしているのかを考えてみる。少なくとも毎日三〇分はこれについて考える。ぼくは朝起きたときに一五分、夜は三〇分、これに当てた。ぼくのやり方はこうだ。

ひょっとしてこれかと思うようなことは、何でも考えてみる。職場や学校でのプレッシャー、家族関係やお金の問題、とにかく何でもだ。できるだけ具体的に考える。「仕事のことが心配だ」なんていうだけじゃいけない。思いついたことをひとつひとつ具体的に突き詰めていく。ぼくは問題をはっきりさせるために、次々に書き出していったが、これがよかったと思う（細かく突き詰めていくと、ずいぶん書き出せるものだよ）。ありとあらゆる角度から自分の暮らしを注意深く見つめ直すんだ。問題の大小は関係ない。はっきり自覚している問題だけを考えるのではなく、気づいていない問題がないか推測することも大事だ。苦痛の種かもしれないと思ったら、現実のことでも推測にすぎないことでもじっくり検討するんだ。

問題の見きわめがついたら、それらをふたつに振り分ける。自分で何とかできそうなことと、どうしようもないことのふたつに分ける。どちらのグループに入れるかについては、現実的に割り切ること。何とかできそうな問題は、さっそく何とかしよう。何でもいい、自分ができることを実行して軌道修正をする。そういう努力だけでもする。どうしようもない問題については、「そういう問題を抱えていたのか。よしよし」と自分に言い聞かせた上で、そのまま受け入れなければならない。ここで重要なのは、そうした問題に二度と腰痛を引き起こすようなまねは許さないという意志だ。いいかい、治療効果が上がるようにと思って、問題をなくそうとしなくていいんだよ。なぜ痛みが発生するのか、そのプロセスに気づくだけでいいんだ。

さらに、自分がどういう性格なのか、自分のどういう部分が原因で、こうした問題が痛みを発生させるのかを考える。ぼくは、まさにサーノ博士の指摘するタイプだ。完全主義者で、すぐにカッとなり、やたらやる気がある。高い目標に向かって、何かに駆り立てられているようなところがあり、他人のようすがもどかしくてたまらない。こういう性格だから、ぼくの心は腰痛を発生させたんだ。ただ、別のタイプでも同じような症状が出る。ぼくの同僚で、見るからに幸せそうで、のんきで、愛嬌のいい女性がぼくと同じ重い腰痛を患った。でも、この本のおかげで彼女も完治している（まあ、彼女は三カ月ほどかかったが、今はすっかり元気になった）。君のどういう部分が注目されるのを嫌がっているのか、それを突きとめるんだ。痛みを発生させ、持続させているものは何か、ってことだ。だから、自分に正直にならなくちゃいけない。繰り返すが、性格を変えなくても完治できるってことを忘れないでほしい。どういうことが起きているかを理解して、それから目をそらさない、それだけだ。

3．日がな一日、何かにつけて痛みの発生する仕組みを思い出すようにする。問題が起きたら、必ず自分に向かってこういおう。「そうだ、たしかにその問題には腹が立つ。でも、だからって、腰痛を引き起こさせるようなまねはさせないぞ」。痛みを感じたら（ぼくは四六時中痛かったが、もしそういう状態なら、特に痛みを強く感じるとき）、いつでも自分に向かってこういおう。「痛み出したな。何に腹を立ててるんだ？　暮らしや心の問題で、今、痛みが出るほど腹を立てていることって、何だろう？」

4．以上の取り組みを三、四週間続けたら、どれだけ成果が上がったかをチェックしながら、少しずつ次のステップに移っていく。チェックする時期は早すぎてはいけない。いろいろやりすぎてもいけない。少しでも改善しているかどうかを見るに留めること。以前ほど痛みを感じずにできるようになった動作はないかをチェックしよう。とにかくゆっくり進むことだ。でも、さらに二、三週間もすると、腰が少し良くなったと実感できるようになる。小さな前進を繰り返していくんだ。ほんのわずかな改善でも、効果が上がっていることはわかるから、頑張りつづける勇気が湧く。

5．絶対にあきらめてはいけない。いいかい、こうして治療をつづけるのがどんなに気が滅入ることか、ぼくにはよくわかっている。それでも希望はある。この治療法で治そうと思ったら、それなりの時間をかけなくてはいけないし、これで治すんだという強い気持ちが不可欠なんだ。

わたしはカンポベロ式プログラムに以下の二文を書き足した。無意識下の憤怒の火付け役としては、善良主義も完全主義同様の力を秘めている。幼少時の経験にまでさかのぼる怒りにも同じ力があり、TMS患者の中には、この怒りに重要な意味を見出す者もいる。

プラシーボとノーシーボ

一九九四年、『アメリカ医師会雑誌 *Journal of the American Medical Association*』に発表されたある優れた論文は、いかなる治療結果も、プラシーボ効果の可能性があるため、厳しい批判の目で見る必要があると指摘している。これと決めた治療に効果があると信じていれば、砂糖錠のように何の意味もない治療であっても、症状は軽減するし、ときには治癒してしまうことすらある。こうした治療効果は、盲目的な信念によるものだ。残念ながらこの効果は一時的なもので、症状はやがて再発する。そのせいで、理学療法にせよ薬物療法や外科手術にせよ、腰痛に用いられる数多くの治療が結局失敗に終わるのだ。こうした治療で一時的な効果が得られるのは、プラシーボ現象によるものである。

わたしはこのプラシーボ現象を「すばらしいプラシーボ」と呼ぶ。心には身体機能に変更を加えうるほど強い力があることを教えてくれるからだ。プラシーボ効果によってガンも一時的に治癒する場合があることが知られている。

では、外科手術を受け、その後長きにわたって症状の出ないケースはどう考えたらいいのか。症状の目的は無意識下で起こっていることから注意をそらすことであるから、外科手術のような強力な治療のプラシーボ効果によって痛みが取り除かれた場合、何のことはない、脳は痛みの部位を変えるなり、他の器官に症状を移すなりして、注意をそらしつづけるだけである。

ある患者に病歴を訊ねたとき、腰の手術に成功したら、とたんにしつこい胃潰瘍に悩まされるようになったという話が出た。胃潰瘍は治療の甲斐もなく何年もつづいたが、ようやく何とかなりそうだと思ったとたん、首の激痛が始まったという。その時点でこの患者はわたしの治療プログラムを開始し、TMSの診断が下るとすぐに回復した。

しかし、手術がプラシーボとして機能しているケースでは、手術をした部位に再発することが多い。

TMSの治療はなぜプラシーボではないのか

TMSの治療プロセスの内実は、もっぱら教育である。何かを盲目的に信じこむ必要はない。患者は教わった内容が論理的で理にかなっていると結論し、TMSという名称で説明を受けた疾患なら、なるほど自分はかかりそうだと納得するのに違いない。

治療結果はたいてい永続的である。

実際、TMSに関する書物を読むだけで〝治癒〟してしまう人がおおぜいいるのだから、これはたしかにプラシーボではない。何の治療も受けていなければ、〝治療者〟とのやり取りも一切なく、読者はただ情報を取得しただけだ。〝治癒〟をもたらしたのは情報である。

このところ「ノーシーボ nocebo」という言葉をよく耳にするようになった。これは、プラシーボとは逆に、「有害な」相互作用が生じて病気になる現象を指す。言葉そのものは「害を及ぼす」という意味だ。ヴードゥー教の呪術について知っている人はノーシーボの存在を認識している。知り合いに老齢の家庭医がいるが、その患者のひとりは、死ぬ決心を固めたと思ったら、どこも悪くないのに本当にすぐ亡くなってしまったそうだ。

今日の西洋社会を苦しめている痛みの蔓延は、もっぱらこのノーシーボによるものだといっていい。腰下肢痛に襲われると、医者を訪れる。そこで、どうも背骨に問題があるようだ、おそらく椎間板へルニアだろうと告げられる。ＴＭＳは無害だが、構造異常が直接の原因だと告げられるのは、痛みは今後も続きますよ、と保証されたも同然だ。安静にして横になっているようにといわれ、重症に違いないと思い込み、痛みは悪化する。安静にしていても痛みは引かないため、ＭＲＩを受けることになる。その結果、Ｌ５-Ｓ１に椎間板ヘルニアが見つかったばかりか、その上のふたつの椎間板が潰れているせいで椎体同士が擦れあっているなどとまでいわれ、震え上がる。自分の腰に「異常がある」ことを示す具体的な証拠を突きつけられたのだ。たいていは、すぐに手術した方がいいと薦められるか、保存的な治療が効かない場合は手術が必要になるといわれる。その結果、痛みはさらに増す。

この手の話はいやというほど聞かされてきた。ようやくわたしにたどり着いた患者は、これまで知っているかぎりの治療を試してきた、手術も受けたと訴える。二度手術を受けたという者さえいる。それもこれも、至るところでノーシーボを仕込まれているせいだ。用いられる治療法はどれも必ず構造的な病理あるいは筋肉の障害を前提としたものであるため、恐怖はさらに膨らみ、痛みはさらにしつこくなる。

それなら、痛みの本当の原因を教え、実際には自分の腰は正常であり、たいていの椎間板ヘルニアは正常な変化だと教えてくれる書物を読んで回復するのは当然ではないか。ノーシーボを逆転させているのである。それもプラシーボによってではなく、身体を癒すことのできる心の力の協力を仰いで逆転しているのである。もっとはっきりいえば、ＴＭＳは、教育によって患者が心身相関関係の本質に気づけば〝治癒〟する。パート博士の提言に従えば、「心と身体（mind and body）」という言い回しは、もはや「と（and）」で結ぶべきではない。本書のタイトルが示すとおり、「心身mindbody」というひとつの言葉にすべきなのだ（訳注：原題は*The Mindbody Prescription*）。

治療プログラム

まずわたしの診察を受けていただく。これは、患者にいつもいっていることだが、第一回のレッスンである。続いて講義を二回受けていただく。最初の講義は、ＴＭＳに関する解剖学的・生理学的知識、および診断に関する問題を扱っている。二回目の講義は、ＴＭＳの心理と治療に関するものである。本書の内容は、この二回の講義に盛り込まれている。わたしの治療プログラムを「トーキング・キュア（お話治療）」だといった人がいるが、身体疾患の治療法としては、なるほど類を見ないものだ。

最初の診察と講義を受けると、患者の八〇～八五パーセントは、通常、数週間以内に症状が消える。強い痛みが続く患者には、毎週行なっているグループ・ミーティングへの参加を薦める。このミーティングでは、ＴＭＳの基本的な特徴と、治療プログラムの原則および実践法を復習する。学んだことを定着させるには繰り返し聴くにかぎる、という人も多い。話題に上った内容から良いヒントを得たり、特別な意味を受け取ったりする人もいる。ミーティングでは回復に至るまでのさまざまな問題や落とし穴について話し合う。患者は、自分の特殊な状況について語る機会を与えられる。

講義を聴き、ミーティングに参加しても痛みが消えないという場合は、もう少し問題を掘り下げる必要があるので、心理療法を処方し、たいていはこれで解決する。どうしても痛みを消すことができないのは、全患者の約五パーセントに過ぎない。

では、この治療プログラムはなぜ効果が上がるのか。すでに述べたことだが、気づきこそ、治療上もっとも重要な要因である。もちろんほかにも作用している要因はある。本書の第一部でハインツ・コフートの考え方を紹介したが、コフートは自己愛憤怒が特定の情緒障害の原因だと信じていた。わたしは、自己愛憤怒を発生させない人はいないのではないかと思っている。誰もが（程度の差こそあれ）自己愛憤怒を抱いているからこそ、西洋社会には心身症が蔓延しているのだ。異なるのはそのタイプと程度だけである。

コフートの研究をわたしに教えてくれたのは、ミュリエル・キャンベルという患者だった。彼女はなぜわたしの治療プログラムが効果的なのかについて、以下のように語ってくれた。

ＴＭＳ患者は、憤怒の状態にあるという点から考えて、自己愛を傷つけられてきたに違いありません。その憤怒が身体的な形で現れると、主流医学の医師の診察を受けますが、横になって安静にしろとか、手術を受けろとかいわれて自己愛は余計に傷つき、力をそがれるために、ますます憤怒を募らせます。自分を情けなく思いながらベッドにもぐりこめば、さらに自己愛は傷つき、ふがいなさに打ちひしがれるのは、まさに先生がお話しされたとおりです。でも、先生のもとにやっとたどり着いてみると、先生は、何も共感してくれない親とは違い、親身になってこうした憤怒の感情を迎え入れ、認めてくださるばかりか、なだめ、慰めてくださいます。先生はまた、TMSに苦しむ他の患者さんたちとも引き合わせてくださるので、本質的にはみな同じだということを患者は実感できます。こうして、先生のおかげで、これまで否認されてきた憤怒に気づき、憤怒は事実上減少していくのです。また、自分には力があるという感覚（誇大自己）は、これまでずっと傷つけられ消し去られてきたわけですが、先生のおかげでこの感覚が活性化します。先生はこの活性化を瞬く間にされます。それは、先生が憤怒を衝動であるとは考えず、自己愛が傷ついた結果生じた崩壊産物だと捉えておられるからです。そういう憤怒は、先生の共感が自己対象の機能を発揮して、患者を心から受け入れ（鏡映）なだめ、慰めて（理想化）、みな本質的に同じだ（双子関係）と教えてくれるので、小さくなっていくんです。ただ、TMS患者は新たに傷つけられることも多く、そうなればまた憤怒が生じます。再発する場合があるのはそのせいです。

この解釈には同意できる部分もある。わたしは情報の提供がもっとも重要な要因だと考えているが、いうまでもなく、ほかにも作用している要因があるからだ。上記の、鏡映、理想化、双子関係というのがそれに当たるだろう。だとすれば、内的な怒りが減少することもあるだろうし、確かに痛みの消失と矛盾することもない。患者がよく、自分の回復には講義がとても大事だった、TMSに関する本を読むだけでは得られないものを与えてもらったといってくるのは、こういう理由からかもしれない。

しかし、TMS理論に照らしていうと、痛みはキャンベルさんのいうような憤怒の身体的表出ではないし、わたしは憤怒を「崩壊産物」と考えているわけでもない。繰り返し述べてきたように、痛みとはむしろ、内的および外的なプレッシャーに対する反応なのである。

わたしの治療プログラム（キャンベルさんが使ったプログラム）の効果を、純コフート的に解釈するのは問題がある。憤怒は無意識下にあるため、患者は自分が怒っているということに気づいていないとしている点だ。無意識下の憤怒の存在およびその存在理由に気づかせることこそ、TMSの治療においてもっとも重要な要因である。

一方、キャンベルさんの指摘した内容で、一点、強調すべきことがある。長年痛みの再発に苦しんでいると、自分でどうにもできない情けなさが身に染みるに違いないし、それは内的自己にとって怒りの原因になるに違いない。いつ次の発作が起きるのか、どれくらい痛むのか、見当もつかず、身体をまったく動かせなかったり、動作に制限ができていたりする。先の予定を立てることもままならない。それもこれも、自分の背腰部が今後どうなるのかわからないからだ。

このとんでもない災難を実際に自分でコントロールして抜け出すことができるとわかったとき、患者は自分にそういう力があるという感覚に心を奪われる。ある女性は、こうして腰痛がなくなってみると、身体を使うことは何でもできそうな気がしますといった。自分には力があるという実感は、強力な薬になる。

変わらなくていい

患者は、ＴＭＳの犯人が憤怒だと知り、その原因が幼少時のトラウマや完全でありたい、善良でありたいという欲求、日常生活上のプレッシャーであることを知るや、回復するためにはこうしたストレス要因をすべて取り除かなくてはならないと思い込む。憤怒が原因なら、悪魔憑きの場合と同様、祓い清めるのが筋だろうと考える。ヘレンのケースのように、憤怒が無意識下を逃れて表に出ることができれば、確かに〝治癒〟がもたらされることもあるだろう。だが、残念なことになかなかそうは行かない。憤怒は抑圧されたままで、わたしたちにはそれを感じ取ることができない。したがって、それに対処することもできない。

性格は変えようにも変えられないし、完全でありたい、善い人でありたいという欲求を止めることもできない。自分の性格特性に気づき、行動を改めてその性格による悪影響を少しでも減らそうとすることはできても、本質的な自分はそれまでの自分のままだ。精神の情緒的深淵を徹底して調べる精神分析を受けたところで、性格は変わらない。しかし、自分を知れば知るほど、憤怒のような感情に脅かされることは少なくなる。憤怒はどこへ消えるわけでもなく、また新たな憤怒も湧きつづけるが、その実態を認めてしまえば、険悪さの度合いは減り、鋭さもいくぶん和らげられる。

ライフスタイルにしても、本質的にはそうそう変わるものではない。幸い、数々の臨床経験から、〝治癒〟をもたらすのは情報であって、変化でないことが証明されている。変わらなくてもいい。何度も繰り返して、これを学び取らなくてはならない。

時間的要因

心身症は人格の本質に関わるものではない。何年も続いた慢性疼痛でさえ数日ないし数週間で消えることから、それがわかる。ジム・カンポベロの体験はその好例だ。

痛みがすっかり消えるというのは驚くべきことで、これによってTMSの正体をうかがい知ることができる。つまり、TMSは脳が選び取った戦略としての反応であり、その効果が見込まれたということだ。ありがたいことに、TMSは好転しやすいことがはっきりしている。もしこれが人格と結びついたものだったら、好転がありうるとしても、何年かかるか知れたものでない。

わたしの治療プログラムに参加する患者の大部分は、それまでどのくらい長く痛みに苦しんでいたかには関係なく、数週間で痛みが消える。ただ、身体を動かすことに対する恐怖が消えるには、もう少し時間が必要だ。こうした時間を決定づけるものは何だろう。

TMSの本質を理解し受け入れるのは知的な作業であり、意識の心が受けもつ機能である。TMSの原因は無意識下にあるため、痛みが消えるためには、新しい考え方を無意識下にまで浸透させ、納得させなければならない。これが難しい。無意識下の感情がひどく恐ろしければ、脳は、その感情を覆い隠し骨抜きにできる戦略を放棄したがらない。この隠された感情の質と量とが解決にかかる時間を決め、あるいは解決できるかどうかを決める。実は、痛みを説明する構造的診断を拒否できないのも、同じことを示している。TMSであることを否定すること自体が、TMSの特徴なのである。痛みはなくてはならないもの、脳はそう決め込んでいる。

これは、勝ち目がないということだろうか。とんでもない。二、三週間TMS理論の原則を繰り返し学習するだけで回復することもあるくらいだ。最悪でも、心理療法がある。

心理療法

いつの日か、人格についての学習が読み書きそろばんより重要だと認識されるときが来るだろう。そのときは、無意識と抑圧の学習、もっと正確にいえば、それぞれが無意識下に抑圧している中身についての学習が基礎教育の一部になるはずだ。自分の脳内には親と大人と子供が住んでいて、それぞれの関係はしばしば悪化することを学ぶだろう。心理教育は公職に就いたり警察官になったりする場合の必須条件となるだろう。こうした職に就く人が自分自身のことをよく知れば知るほど、それを職務に活かせるからだ。患者を心理療法士に差し向けるとき、わたしは特殊な大学院にでも送るような気分になる。

心理療法には主に、行動志向のものと洞察志向（分析志向）のものがある。行動的心理療法は日常生活の出来事に注目し、それらにいかにうまく対処できるかに焦点を絞る傾向がある。行動的心理療法士は、飛行機恐怖などの恐怖症や喫煙などの望ましくない習慣を克服する手助けをする。

TMSとその等価疾患の患者に洞察的心理療法がふさわしいのは、本書に提示した理論から明らかだと思う。わたしが患者を差し向ける心理療法士は、患者が無意識下を探りそこに埋もれている感情に気づけるよう手助けする訓練を受けている。そういう感情は、たいていぞっとするような、いたたまれないような、ある意味、受け入れがたい感情であるため、特別な訓練を要するのだ。こうした感情やそれに対して湧き上がってくる憤怒は、わたしがこれまでに述べてきた数多くの心身症を引き起こす。患者がその感情の存在に気づいたとき――ときには徐々に実感できるようになっていく場合もある――身体症状は不要となり、消える。

心理療法士からの報告には、「患者はもう痛みについて口にすらしません。結婚生活に関する内的葛藤が深く抑圧されているのですが、今はその解決に打ち込んでいます」といったものや、ほかにも心理的問題に関するものが多い。

心理療法は時間のかかる治療法で、応急処置ではない。事実上、生活のあらゆる面に影響する問題を扱うため、どんなに時間がかかろうとも、治療に打ち込む時間は無駄にはならない。

心理療法の最大の欠点はその費用だ。保険会社が心理療法に対する補償をしぶるようになり、問題化してきている。こうした風潮は、健康にとって重要なことが無視されるという嘆かわしい危険な実態を映し出している。

ＴＭＳの原因および治療法の基盤にある概念は、たいていの人にとってなじみのないものであるため、完全に納得するには時間を要する。さらに、出てくる可能性のあるあらゆる疑問を予想するのも不可能だ。そこで、患者からよく訊ねられる疑問をいくつかご紹介する。

Ｑ：新たな発作の予防という意味で、これまでやっていた運動やストレッチはこのまま続けてもかまわないのでしょうか？

Ａ：何年も前に、ＴＭＳの治療プログラムの一環として、理学療法の処方はやめました。それまで治療に当たっていた理学療法士たちが痛みの心理的根拠を重要視していた点は申し分なかったのですが、どんな治療をしても、患者の注意が身体に集まってしまうのです。これは、身体的要因を無視し心理にのみ集中するというわたしの重要な治療目的と両立しません。腰の治療用に用意された運動であれば、どれにも同じことがいえます。ストレッチでも筋力強化でも何かの準備運動でも、タイプは問いません。

ですから、患者には、腰の保護や補強を目的とした運動は中止するようにいっています。背中や腰は保護する必要がないからです。スポーツをする前に準備運動するのは、良い結果を出すために行なうべきですが、そうでなければ特殊なエクササイズは不要です。

もちろん、身体はどんどん動かしてください。心の健康のためにも健康全般のためにもお薦めします。

Q：一年以上心理療法を受けました。あの痛みが心理的要因によるものだったとしたら、なぜ消えるのにそんなに長くかかったのでしょう？　実は、わたしのセラピスト、痛みには心理的な面があると思うけれど、TMSについては聞いたことがないっていうんです。

A：あなたの痛みがずっと消えなかったのは、脳がその戦略をあきらめようとしなかったからです。身体の出来事と心の出来事との関係が確立されないかぎり、痛みは続きます。あなたの心理療法士は、専門的な訓練を受けたといっても、身体症状を診断する訓練は受けていません。そのために、この心身を結びつけるという肝心な部分で役立てないのです。心理療法を受けていても、抗炎症剤を使っていたり、理学療法を受けていたりすれば効果はあまりあがりませんし、また、「痛みは脳が引き起こした血流量の変化のせいであり、本質的に無害である」としっかり認識できていなければ、痛みは続くことでしょう。簡単にいえば、脳に注意をそらすのを止めさせるには、そうせざるをえないようにするしかないということです。

Q：わたしは自分が腹を立てればわかります。怒りを感じることもできます。それどころか、はっきり表に出すこともしょっちゅうです。それなのになぜいつまでも痛いのでしょうか？

Ａ：あなたが自覚している怒り、表に出している怒りは、その痛みの原因ではないからです。ＴＭＳは無意識下に発生した怒り・憤怒（その場合、当人は怒りの存在に気づいていない）、あるいは無意識下に抑圧されてしまった怒りに対する反応です。感じることのできる怒りや、表出された怒りは、ＴＭＳとは無関係なのです。

これは微妙な違いですが、重要な違いです。実際、心身相関関係の研究方法が分かれるのは、この違いが問題の核心部分にあるためです。線維筋痛症や慢性疼痛などの症状に関心を抱く心理学者は、不安や抑うつ状態、敵意といった自覚感情に注目します。ＴＭＳ理論では、そうした症状もＴＭＳのような身体疾患も、無意識下で起こっているもっと根本的なプロセスが外に現れたものだと考えます。

覚えておいてください。抑圧される怒りは、自分のイメージを台無しにするような怒りなんです。たとえば、周囲の誰からも認められたいという強い欲求がわたしにある場合、誰かがわたしを怒らせるようなことをしたとしても、わたしは反射的にその怒りを抑圧します。〝いい人〟という自分のイメージが台無しになるからです。抑圧は終始無意識下で起きる反応で、決してしくじりません。無意識下に生じた怒りは、表に出ることを許されないのです。

最後にもう一点。あなたが自覚している怒りは、「置き換えられた怒り」と呼ばれるものです。つまり、配偶者や親に向かって怒る代わりに、交通渋滞とかレストランのサービスの悪さとか、案外どうでもいいようなことに対して怒りを顕わにしているということです。配偶者や親に向かって怒るのは、あなたの心が断じて許さないのです。わたしの患者にはこういう方が珍しくありません。

Q：わたしが冷静で自制心の強い人間だということは、誰もが知っています。何でもうまくやりこなしますし、何かを気に病むということもありません。こんなわたしが一体なぜ腰痛になるんでしょう？

A：あなたに冷静な態度を取らせている性格が、どれも内的な憤怒を非常に刺激しているのです。あなたの内なる子供はこういっていますよ。「いつもぼくにものすごいプレッシャーをかけてばっかりで、ほんと、頭に来る。そっとしておいてくれないかな。ぼくだって面倒を見てもらいたいのに、なんでそう人の世話を押しつけるんだよ。もう人のことなんか知るもんか！」

Q：人と張り合ったら絶対に負けません。そのわたしがどうして腰痛になるのでしょうか？

A：そういう人は自分にとてつもないプレッシャーをかけています。でも、内なる自己はそれが嫌でたまらないんです。

Q：自分が心の中で何に腹を立てているのかは、自覚しているつもりです。実は、大人になるまで母にけなされつづけてきたので、わたしの怒りは間違いなくこれに関係があるんです。なぜ痛みは消えないのでしょう？

A：同じような質問をよく受けます。症状が続く理由は三つ考えられます。ひとつは、自分が心の内で**どれだけ激しく怒っているのか**わかっていないということです。これを聞いて、なるほどそういうことかと気づく人も多く、そういう人の場合、自分の内的憤怒の凄まじさを認めると、痛みは軽減します。また、怒りの存在を認めるだけでなく、しっかり**実感する**必要のある患者がいますが、それができていないということも考えられます。怒りを実感しても症状が改善しない場合は、心理療法を検討しなくてはならないでしょう。残るひとつは、一部の患者に当てはまることですが、自分が思っていたのとは別の理由で憤怒をかき立てられているということです。こういうケースも心理療法士とのワークが必要でしょう。

Q：一般的な筋肉痛とTMSの痛みはどうやって見分ければいいのですか？

A：普段やりつけていない運動や動作をしたあとに生じる筋肉痛は、だいたい一両日で消えます。TMSの場合は、何日も何週間も、ときには何カ月も続きます。

患部の移動

ときとして、これまでとは別の部位に痛みが発生することがある。TMSはいろいろな筋肉や神経や腱を巻き込み、実にさまざまな形を取って現れる症候群であり、これについては講義で説明するので、患者は新たな部位に痛みを感じると、TMSが姿を変えて現れたなと考える。しかし、前もってこういうことがあると注意し、その場合はわたしに電話を入れるようにといってあっても、どうしても新たな痛みの原因を別のところに求めようとする傾向がある。

元患者が、右足の痛みのせいで一年ほど難儀していた。たとえば、車を運転するとき、アクセルもブレーキも左足で踏まなければならなかった。やがて、ひょっとしたらTMSかもしれないと思った彼女は、わたしの診察を受けにやって来た。診断が確定するや、帰りの運転では右足を使えたという。

あるとき別の患者が電話をかけてきた。彼女はその二年前に腰痛が〝治癒〟し、その後ずっと走りつづけていた。わたしに電話をかけてよこす三週間前のこと、ランニング後に右股関節が痛み始めた。医師に診てもらうと、大転子滑液包炎だという。処方されたのはステロイド注射と抗炎症薬の服用だった。しかし、痛みが治まらないため、TMSではないかと考えてわたしに電話をかけてきた。わたしは電話口で、その部位がTMSの好発部位であり、その痛みはほぼ間違いなく腰痛に代わって出た痛みだと説明した。その後届いた手紙に、電話を切ってからのことが書いてあった。「わたしは自分の脳に対して猛烈に腹を立て、またこんな汚い手を使うなんて！　と怒鳴りつけてやりました。そうしたら痛みは消えてしまいました」

TMSが姿を変えて現れると、手術を受けてしまう人も多い。その電話は、三年前にわたしの治療を受けて完治した女性からだった。二、三カ月前に、一方の肩先に痛みが出始めたという。何人もの肩の専門家に診てもらい、MRI検査で回旋腱板に損傷が見つかると、「その損傷を修復する」ために手術を受けた。

その結果、痛みはなくなったが、二、三週間後、反対側の肩先にまさしく同様の痛みが発生した。これはおかしいと思ってわたしに電話を入れたという。わたしは、肩先は腱のTMSの好発部位であり、検査を受けてみてはどうかといった。二、三日後、予約時間にやってきた彼女はいった。「電話で先生とお話ししたら一晩で痛みは消えてしまいました」

この三人の患者のケースで、自分の痛みが別のTMSだと知ったとたんに痛みが消えたのは、彼女たちがすでにTMSに通じていたからだ。TMSの概念を徐々に統合し消化する期間を経てきていたために、〝治癒〟のプロセスを繰り返さなくても、自分の痛みをTMSのひとつだと認識するや、痛みは注意をそらす力を失い、すみやかに消滅したのである。

ついでながら、以上のケースでほぼ瞬間的に痛みが消失したことから、TMSの病態生理についてわかることがある。痛みは炎症によるものでも、圧迫によって症状が出るような構造異常によるものでもありえない。なぜなら、炎症や構造異常による痛みなら、数分や数時間で消えるはずがないからだ。しかし、軽度の酸素欠乏が起きたと考えれば、まったく矛盾なく説明できる。自律神経系はその気になれば、数秒で血流量を変化させられるのである。

姿を変えたTMSの移動は心理症状にも起こる。現在わたしの治療プログラムを実践中の若い女性は、このところ痛みのない日々を送っていたと思っていたら、ある日まったくの「無気力状態」に陥ってしまった。そこで、心理療法を受けて、「傷口が開いているうちに」情緒的混乱に対処したいと考えたという。わたしは彼女が非常によくTMS理論を理解しているのを知ってうれしかった。明らかに、痛みも心理状態も脳が注意をそらす目的で創り出すもので、それぞれ互換性がある。

患部が移動する可能性について、わたしはずっと患者に警告しているが、患者は二、三年すると忘れてしまうことが多い。その結果、味わわなくていい不快感を味わうことになる。

再発

いつか再発することはあるのか。それは、ある――が、めったにない。追跡調査によってそれがわかる。〝治癒〟率は、ほぼ九〇～九五パーセントだ。

これだけ高い〝治癒〟率が得られるのは、なんといっても、長年、治療プログラムの適用に当たって患者をふるい分けているからであろう。理由はさまざまだが、心理的要因が身体疾患を引き起こすという考え方は受け入れられないという人がいる。そういう人を治療するのは意味をなさない。この考え方を認めて受け入れることが、回復に不可欠なのだから。

再発した場合(重症はまれ)は、状況によって、診察はしたりしなかったりだ。患者は講義やグループ・ミーティングに改めて参加し、そこで痛みがぶり返した理由を見つけ、話し合う。心理療法の開始を決める患者もいる。

治癒の必須条件

講義の最後に、〝治癒した〟とみなしていいのは以下のことを断言できるようになったときだと述べて、その説明をする。

・ＴＭＳの痛みがほとんどない、あるいはまったくない。多少痛みがあっても、心身に重大な影響を及ぼさないものならかまわない。なんといってもわたしたちは人間であり、多少の痛みは感じるようにできているのだから。
・いつでも、何の制限もなく身体を動かすことができる。
・どんな動作に対しても恐怖心が残っていない。
・いかなる身体的治療、薬物療法もしていない。

本書の第一部で学んだとおり、注意をそらすには、恐怖心の方が痛みより役に立つ。したがって右に挙げたすべてが満たされなければ、痛みが消えたとはいえない。あるいは、必ず再発する。脳に向かって、自分には何が起きているのかわかっている、もう振り回されないと証明しなくてはならない。何より、脅しには屈しない、怖がっていないということを示さなくてはならない。これは論理的な意識と非論理的な無意識との闘いだ。まさに、ふたつの心が織りなす物語である。

何百万というアメリカ人が毎年、代替医療あるいは非主流医学と呼ばれる分野の治療を受けている。なぜこのようなことになるのか。答えは明白だ。主流医学では治らないからである。その典型が本書で論じている筋骨格系の疾患だ。主流医学は、正確な診断を下せないばかりに、こうした疾患を治せないでいる。疾病や障害の本質を突きとめることができずに、どうして患者を治すことができるだろうか。

代替医療による治療は、その大半がプラシーボ効果によってそれなりの結果を出している。プラシーボという現象がなければ、こうした治療法の多くは存在しえないだろう。これらは、役に立っている可能性はあるが、病気を治癒させることはできない。プラシーボ効果はほぼ例外なく一時的なものだからだ。

筋骨格系疾患のほとんどはTMSであるため、身体に焦点を絞った治療法は、どれも痛みの発症プロセスを止めるどころか永続化させる。したがって、矛盾するようだが、代替医療による治療を受けて一時的に軽減（たいてい部分的でもある）しても、患者の注意は痛む部位に引きつけられたままになるために、大半は、根底にある発症プロセスの存続をわざわざ助けていることになる。

以上の理由から、わたしは代替医療による治療をほとんど認めていない。TMSの診断と治療は、代替医療でもホリスティック医学でもない。優れた臨床医学である。心理的要因が病因として果たす役割を認識してこそ、診断と治療が成功するのである。

病気に対する代替医療的なアプローチとして、ひとつ、基本的に健全なものがある。ハーバード大学医学校卒の教育者であり臨床医であるアンドルー・ワイルは、ノーマン・カズンズ同様、人間には自己治癒力が備わっていて、カズンズがいうように「思っている以上に強靭だ」と説く。『癒す心、治る力』（邦訳：角川書店）などの著書では、病気と闘い健康を増進する手段として主流医学の治療法より優れた方法を、数多く詳細に語っている。

本章で述べた慢性症状の治療法は、誰にも備わっている自己治癒力の潜在能力を示す好例だ。人間が意外なほど強靭であることを裏づけている。

ここで、読者の皆さんにひと言、警告と提案をしておきたいと思う。腰痛に関するわたしの著作を読んで改善したという手紙が数多く届いているという事実は、情報に心身症を逆転させる力があることを明確に示している。しかし、ご自分の症状が心身相関のプロセスによるものだとみなすのは、必ず主流医学の医師のもとで適切な検査を受け、重篤な疾患でないことが確認できてからでなくてはならない。

これは、ほかに診断のしようがないからというだけで、重篤な疾患以外を自動的に心身症とみなす、という意味ではない。しかし、心身症であると診断を下せる医師があまりに少なく、どうしても自分で判断せざるを得ないという現状では、まずは心理的要因が原因でない疾患を除外することが不可欠だといっているのだ。

自分でＴＭＳだと判断した人はさらに情報を得ようとする。そういう人々からわたしの元にたくさん電話が入り、手紙が届く。しかし残念ながら、医学的にも倫理的にも、それらにお答えすることはできない。もし自分の症状がＴＭＳもしくはその等価疾患だという確信があるのに、主治医の治療に任せたまま痛みが消えないという場合は、ぜひとも精神分析の訓練を受けた精神科医あるいは臨床心理士による心理療法をご検討いただきたいと思う。

おわりに

心身症とその治療法について、忘れてはいけないもっとも重要なポイントとは何か。

まず、ＴＭＳとその等価疾患の多くは**本質的に無**害だということ。症状の重さによっては簡単に信じられないかもしれないが、間違いなく無害である。

心身症の身体症状は現代社会に蔓延しているが、これは、現代人が心や頭に異常があるとか、精神病にかかっているとかいう意味ではない。

人間は思っている以上に**強靭**であり、身体に生じている現象を左右する力をもっている。しかし、その方法は学習しなければならない。

本書で述べてきた心身症については、その発症プロセスを**知ること**、特にそれが心理的要因によって引き起こされているという情報を得ることが必須であり、それによってほぼ例外なく〝治癒〟に至る。

最大の敵は〝恐怖心〟と〝誤った情報〟だ。感情の生まれる領域には〝ふたつの心〟が存在する。論理や理性が意識の心に特有なものであることは一般に認められているが、無意識の心を判断するのに、この論理や理性をものさしにするという間違いを犯してはならない。

心と身体は切り離すことのできないものであり、常に相関関係にある。この心身相関関係は、途方もない複雑さと驚異を秘めた、人間というすばらしい有機体に大いに役立つものである。

付　録——学術的考察

これ以降は、心身医療の理論的側面に関心のある方々向けの内容であり、ゆえに若干専門用語が混じってくる。心身医療に関する文献研究に勤《いそ》しむ心理学者や精神科医には特に興味深い内容となっているはずだ。

フロイト以降

ＴＭＳ理論は、その症状を、無意識下の目的成就のために無意識下で念入りに造り上げられたものと考えている。つまり、基盤にあるのは精神分析理論である。特に、フロイトによる無意識の概念化は、それによって抑圧を理解するのに欠かせないモデルが得られたという意味で、ＴＭＳ理論にとってきわめて重要だ。したがって、心理学界や精神医学界の多くの分野についてもいえることだが、もしフロイトの業績がなければ、ＴＭＳはいまだに解明の糸口すら見つけられずにいただろう。フロイトとその先駆的概念に対する深い恩義の気持ちを込め、ＴＭＳ理論とフロイトの概念のいくつかとを比較検討してみようと思う。

以下は、ＴＭＳ理論と新旧の精神医学理論を比較検討し、どこが類似していてどこが異なるのかを論じたものである。

転換性障害と心身症

フロイトは、転換性障害のヒステリー症状と、自ら不安の等価症と呼んだものとを区別していた。また早くから、心臓の異常や下痢、めまい、筋肉の痙攣、知覚異常などの「器質的」な症状は、隠れた葛藤から生じたものではないため、精神分析では治療できないとしていた。代わりに、そうした症状の原因は、身体的に認識されえない身体の性的興奮であり、それが他の表現方法を求めた結果、不安という情動として現れたり、代理の身体症状に転換されて現れたりすると信じていた。不安については、のちに、危険な信号だとみなすようになった(1)。

この心因性限局痛（転換性障害、ヒステリー）と心身症は、長年にわたるＴＭＳの臨床経験によって、これらがひとりの患者に同時に発症しうるということから、同じ心理的目的のために生じていることが明らかになってきた。さらに、不安は身体症状と等価であることもはっきりしてきた。身体症状が和らぐとその代わりに現れることが多いからだ。

心因性限局痛と心身症の症状の根底に同じ心理現象があるという見解は、フロイトのヒステリー患者の多くに、明らかに「植物神経」による症状が見られたという事実からも正しいことがわかる。ドーラは「神経性の喘息」もちであり、嘔吐の発作に苦しんでいた。どちらも生理機能の異常を反映した症状であり、運動麻痺や知覚麻痺などのヒステリー症状とは異なる。運動麻痺や知覚麻痺は、もっぱら大脳の仕組んだ精妙なプロセスによって起きる症状だ。(2)

わたしの知るかぎり、フロイトは、ヒステリー症状と心身症の神経生理についてはまったく論じていない。もしわたしの認識が正しいなら、自分は心理学者であって生理学者ではないというフロイト自身の考え方と一致する態度といえるだろう。

フロイトはフリースに心酔していた。これは二人の初期の往復書簡から知れることだが、なかなか興味深い。(3) フリースは生理学者として傑出しており、当時も現在のように、生理学と解剖学が医学の真髄だとみなされていたが、これがフリースに心酔した理由のひとつだろうか。フロイトは仕事を始めた当初、何がしか劣等感があったのかもしれない。新たな心理学を打ち立てる魅力には抗《あらが》えなかったが、やはり、自分のやろうとしていることは他の科学分野より劣っていると考えていたのだろう。それとフリースに支持や励ましを求めたのは、個人としての心理的欲求からだけだったのだろうか。それとも、フロイトの孤独感や抑うつ状態は、彼が「本物の科学」に背を向けた者だという事実にもいくらか原因があったのだろうか。

精神身体医学、すなわち心身医学(および精神分析)の研究者は常に劣等感に苛まれながら研究に勤しんでいる。実験科学を支配するルールを遵守すれば、自らの研究を説明することも定義することもできない。それゆえの劣等感である。もし人間のもつ機能すべてが物理学や化学の専門用語で定義されるとしたら、それは心身医学とは無縁の科学である。そのような科学のもとでは、疾患や機能障害は物理的・化学的異常の結果とされ、機械的あるいは化学的方法でしか修正できないことになる。現代医学は、精神医学も含めて、この実験科学の原理に支配されているようだ。

では、疼痛疾患が（転換ヒステリーや生理的症状も含めて）本書に紹介した教育という方法によって完治するのをどう説明したらいいのか。

明らかに、別の科学が作用しているに違いない。その科学についてはまだほとんど解明されていない。「心の科学」とでも呼ぼうか。あるいは、ブルーノ・ベッテルハイムがフロイトの業績を表わした言葉を借りて「心もしくは霊《スピリット》の科学」と呼んでもいい[4]。ハード・サイエンスの方法はこの科学には使えない。この次元における人間の体験に関しては、現在のところ具体的なデータを取る方法はないため、経験的知識を頼りとするしかない。

フロイトは傲慢といえるほどの自信をもっていたが、それもうなずける。人間という動物の機能に関する自らの発見がきわめて重要なものであることを、彼自身知っていたからだ。フロイト理論は時代とともに修正を加えられてきたが、人類の知識に対するその記念碑的な貢献を考えれば、それはたいした問題ではない。フロイトは本物の科学者として、自分の観察眼を信じたのである。その観察結果を物理・化学用語で説明できなかったというだけのことだ。

現在では、精神的・情動的現象が脳のニューロンの活動を刺激することは広く知られている。このプロセスの中で物理的・化学的反応が生じて、そこから気分障害や身体症状が発生する[5]。脳内化学物質がこうした症状を発生させているのではない。化学物質はプシケーのために働いているだけだ。心身相関プロセスで物理化学的機械を動かすのは心であって、その逆はない（「プシケー」とは「心」を意味するギリシア語）。

身体症状

フロイトも、他の多くの研究者と同様、神経症と症状の形成があって初めて疾患といえるとした。彼は、身体症状には複数の意味があり、それらは数種類の無意識的な心理プロセスを表わしていると考えた。[6]

TMSモデルによれば、心因性の症状は誰にでも生じるもので、重症度と種類だけが個々に異なっている。ごく普通の人々が例外なく経験するものであって、病気ではない。身体症状（および特定の気分障害）のもつ心理的目的は、さまざまな外的・内的苦痛の結果として生じた恐ろしい憤怒や耐えがたい感情から注意をそらすことである。

フロイトは「病気になる目的は、いうまでもなく、病気によって何らかの利益を得ようとすることだ」という。「病気」は心の葛藤を解決する手段だと考えていたのである。これは第一次疾病利得（いわゆるparanosic gain）である。しかし、彼は病気によって得られる利得、たとえば、注目される、同情してもらえる、責任や仕事を回避できるといった第二次疾病利得（いわゆるepinosic gain）の方を重視していたようだ。[7]

伝統的な精神分析理論とTMSの診断・治療に認められるものとの間には、根本的な相違がある。

TMSに見られるように、もし心因性の症状を発症させることに利得があるとしたら、憤怒や耐えがたい感情の顕在化を避けられるという、無意識の心が得る第一次疾病利得だ。第二次疾病利得は明らかに（しかも無意識的に）生じるが、TMSの臨床経験からいえば、第一次疾病利得ほどには重要でないと思われる。

この疾病利得という考え方には、伝統的な精神分析理論との差異などよりはるかに重大な問題が含まれている。現在、第二次疾病利得の概念は、国内の医療センターで慢性疼痛を診る際の基盤となっているからだ。つまり、構造異常による痛みや筋力不足による障害の発症には隠れた理由があるはずだとし、痛みの悪化や慢性化は、無意識に第二次疾病利得を望む結果起きるとしているのだ(8)。

TMSに取り組みつづけてきたわたしの臨床経験では、慢性疼痛には痛みの急性発作同様の病態生理が認められる。慢性化や悪化は、そもそも注意をそらすために痛みを必要とした無意識下の心理状態がいかに重大かを示すものだ。治療の基盤に第二次疾病利得を置くのは、二重の間違いを犯すことになる。ひとつは、痛みの本当の原因を認識できなくなり、その結果、痛みを緩和するどころか継続させてしまうこと。もうひとつは、病気によって利益を得ようとしているなどと考えるのは、患者を貶《おとし》める考え方だということだ。

アンソニー・ウィーラーは神経学者で、ある脊柱《スパイン》センターで診療を行なっている。彼は慢性腰痛の問題を再検討し、この疾患の原因と慢性化に多大な影響を与える神経生理学的要因および心理的要因を突きとめた(9)。医学文献から数多くの報告を引用して、抑うつ状態、人格障害とその特徴、不安状態、薬物乱用、幼少時の性的虐待、怒り／敵意、恐怖など、多種多様な心理社会現象を、その要因として一覧表にまとめた。こうした現象はいずれも、潜在的な身体疾患を悪化させると考えられているものだ。

わたしの経験からいうと、このような心理的要因は、無意識下の現象を促進するものであると同時に、そうした現象が発生させたものでもあり、TMSに特徴的な身体症状を引き起こす刺激となり、痛みを慢性化させる土台を作り上げる。

フロイトはこう結論している。「ヒステリー症状は、別々の心的システムから対立する願望が生まれ、そのふたつの願望が同時に成就したとき、初めて発症する[10]」

フロイトはそこで、その証拠というより、自分の論点を明らかにするために、ヒステリー性の嘔吐に苦しむ女性を例に挙げている（嘔吐は生理的なものであり、ゆえにヒステリーではない）。フロイトの理論によれば、対立する願望のひとつとして、いつも妊娠していたい（複数の男性に孕ませられたい）という願いが無意識領域で発生する一方、そうした無意識の願望を抱いた自分を罰したいという願いが前意識領域に発生し、嘔吐を繰り返せば体型や容貌が損なわれるということを根拠にして症状が発生した、となる。フロイトはそれ以前にも、精神神経的症状は無意識の願望が成就したことを示すものだと述べている。

これとは対照的に、TMS理論では、その症状が心身相関によるものであれ心因性局限痛（転換ヒステリー）によるものであれ、発症の目的は自己愛憤怒やその他の耐えがたい感情に対する防衛反応であり、無意識の願望を罰したり成就したりするメカニズムではないとする。

　フロイトの患者が抱えていた症状を、ＴＭＳ理論に基づいた別の仕方で解釈してみるなら、判断力に優れた超自我はその女性の無意識の願望を危険で非常識であり、子供じみていて、ふしだらだと非難し、それを黙認できなくなったということになる。自己愛的な自己はこの判断に激怒するが、無意識の自我と超自我は身体症状を引き起こし注意をそらそうとする。なぜなら、望ましくない感情が意識上に浮上するのを恐れ、嘆かわしく思っているからだ。

　フロイトの患者に一四歳の少年がいた。やもめの父親が二度目の妻を迎えたとき、少年には「チック、ヒステリー性の嘔吐、頭痛など」の症状が出た。フロイトは結論として、少年は「性器をおもちゃにしていた」ことを父親に責められたために、それ以前から父親に対する憤怒を抑圧している状態にあったとした。はっきり触れてはいないが、フロイトはどうやら少年の症状は憤怒の代わりに発生したものだと考えていたふしがある(11)。

　ＴＭＳ理論に沿って解釈すると、積もり積もっていた少年の憤怒は刺激となる出来事がひとつ加わっただけで臨界点に達し、意識上に浮上しそうになったために、憤怒から注意をそらそうとして身体症状が発生したということになる。フロイトはこのケースでも、植物神経症状である嘔吐はヒステリー症状だとしている点にご注意いただきたい。

　フロイトは罪悪感について次のように述べている。「結局は、〝道徳〟的要因ともいうべき罪悪感と取り組んでいることが明らかになる。罪悪感は、病気になることで償いができると考え、与えられた罰、すなわち病気の苦しみを手放そうとしない。気の滅入る解釈だが、こう結論して間違いはないと思う。しかし、患者はどうかというと、罪悪感は口をつぐんで、おまえは罪を犯しているとは教えないため、罪の意識を感じることはない。代わりに身体の具合が悪いと感じるのである。この罪悪感は回復への抵抗として現れるだけで、克服はきわめて難しい[12]」

回復への抵抗は症状の継続という形で現れる。フロイトは、症状——痛みと言い換えてもいいだろう——は罰だと考え、患者は罪悪感から自らを罰しているとして、抑圧された感情は罪悪感に違いないと結論した。さらに、「神経症患者に見られる特徴としてあまりに有名な」劣等感も、自我が酷評家の超自我に糾弾される結果生じる感情ではないかと示唆している。

TMS理論によれば、低い自己評価は、不適切な育児や現代社会の要求、遺伝的要因など、数多くの要因が絡み合って生じる。超自我の高い理想は、自分自身と世間に向かって自分が完全であり善良であることを証明してみせたいという欲求から生じる。

TMS理論は、症状を継続させるのは自分を罰したいという欲求ではなく、表面化しそうな恐ろしい感情から注意をそらしたいという欲求だと主張する。これは、自責ではなく自己保存の行為だ。回復への抵抗ではなく、発見されることへの抵抗である。

超自我は抑圧反応に重要な役割を果たしている。憤怒のような感情が意識化されれば、超自我がめざす理想的な完全性が犯されるからだ。自我は抑圧と抵抗に加わり、その個人全体が、自分の内部に住まわせた覚えのない憤怒によって引き起こされる非難や拒絶、復讐などで現実に苦しまないようにする。わたしも、患者の痛みが教育による治療に抵抗を示すケースを何度も経験している。そういう場合、患者は深く抑圧した複雑な感情を抱え込んでおり、抵抗を示すことによって、徹底した精査、すなわち心理療法が必要だというサインを送っているのである。

自覚している罪悪感についてはどう考えたらいいのか。TMS理論によれば、無意識下の感情だけが身体症状を引き起こす。フロイトは『自我とエス』の中で、強迫神経症およびメランコリー（うつ病）における自覚的な罪悪感について論じ、こうした疾患でなぜこれほど罪悪感が強いのかは不明だとして、超自我の働きにその原因を求めている。(13)

超自我の要求によって無意識領域に憤怒が誘発されるが、罪悪感はその要求の当然の帰結であることが、TMS理論を理解すればわかる。それはやがて身体症状を生み出したり、強迫傾向や不安、抑うつ状態など、さまざまな気分障害を生み出すことになる。症状に取りつかれた状態はTMS患者に多く見られ、そういう患者の場合、憤怒はとてつもなく大きく、その発生理由には強い強制力がある。症状の選択基準——強迫観念を選ぶのか、抑うつ状態を選ぶのかということ——はいまだはっきりしていないが、どちらの場合も憤怒は隠されたままになる。

本書の第一部で述べたとおり、抑うつ状態、不安、強迫観念はどれもTMSと等価である。

自覚している感情は、どんなに不快で苦痛で恐ろしくても、症状を引き起こすことはない。抑圧されて自覚のない恐ろしい感情だけが気分障害や身体症状を必要とする。

自己愛憤怒

コフートは精神病理の基礎として自己愛憤怒の概念を徹底して展開したが[14]、フロイトの『快楽原則の彼岸』にある次の一節を読むと、フロイトがコフートと同様の考え方をしていたことがわかる。

幼児期における性愛的な体験は早くに開花期を迎えても、やがて消滅する運命にある。その願望が現実と相容れないものであり、子供自身の発達段階には認められないものだからである。開花期はきわめて悲惨な状況で終焉を迎え、子供はこの上ない苦痛を味わうことになる。愛の喪失と挫折は自尊心の傷という形で、子供のナルシシズムに一生消えない傷跡を残す。この傷が……ほかの何にもまして、神経症患者によく見られる「劣等感」を助長しているとわたしは考える[15]。

さらに読み進むと、こうも述べている。「注がれる愛情が減り、教育として強要される事柄が増え、厳しい言葉を投げつけられ、ときには罰まで受ける――こうした状況から、子供はついに自分はここまで拒絶されているのかと思うようになる。これらは、幼年期特有の愛がどう終結するかを示す典型例であり、また、実際に絶えず繰り返されていることでもある[16]」

こうしてみると、フロイトのおかげで自己愛憤怒や深刻な劣等感を考えることの妥当性が認められるようになったということがよくわかる。自己愛憤怒や劣等感は、個々によって程度や意味の差こそあれ、現代の西洋社会に住む人々が皆抱え込んでいるものだとわたしは考えている。しかも、これらはたいていの心因性症候群の核心部分を占めるものでもある。フロイトは、前記の愛の喪失によって生じるものの中に、憤怒は含めていない。しかし、問われれば、憤怒も生じるという考え方を否定することはなかったろう。

しかし、言い添えておかなくてはならない。自尊心を傷つけ、自己愛憤怒を焚きつけるのは、愛の喪失だけではない。発達過程で生じるその他のさまざまな否定的感情もそれを助長しているのである。フロイトはしばしば深刻な劣等感に言及したが、これを神経症や身体症状の発症要因に含めることはなかった。一方、ＴＭＳ理論は、完全主義や善良主義に低い自己評価の原因があるとしている。

乳児期や幼少時代に生じた憤怒が一生続くのは明らかだ。いわば、預金である。「憤怒口座」への預金は生涯続く。そう考えると、ときに身体症状が幼少時代から、一〇代から、二〇代から出始めたというケースはあっても、大部分の症状がストレスや緊張がピークを迎える中年期に始まる理由が解明できそうだ。どうも数量的な閾値というものがあるらしい。憤怒が意識領域に噴出しそうな閾値に達すると、注意をそらすものが必要になる。その役目を果たすのが身体症状であり、不安、恐怖感、強迫観念、抑うつ状態などの望ましくない情動反応である。

身体症状、不安、病的恐怖、強迫観念

フロイトは、ヒステリー性の病的恐怖と広場恐怖症の意味について、こう述べている。「たとえば、

神経症の患者がひとりで道路を横切ることができないとしよう。これは〝症状〟とみなしていい状態だ。自分にはできないと思っているこの行為を無理矢理させて、その症状を取り除けば、患者は不安に襲われるようになる。それどころか、路上での不安発作は、しばしば広場恐怖症の発症を早めることになる。ここから、最初の症状は不安発作を避けるためのものだったことがわかる。ヒステリー性の病的恐怖は、不安発作に備え、国境の要塞のように立ちはだかっているのである[17]」

ＴＭＳモデルでいえば、この症状は、憤怒や耐えがたい感情から注意をそらすために立ちはだかる要塞である。病的恐怖も不安も〝防衛機制〟であり、否定的な感情を無意識領域に留めるための回避戦略だ。病的恐怖を取り除き、無理矢理道路を横断させれば、不安に襲われる。病的恐怖も不安も、その目的が、抑圧された憤怒やその他の強烈な感情から注意をそらし、それらが意識上に噴出するのを避けることであるという意味で、等価だ。これは回避戦略であり、典型的な防衛機制である。強迫観念や不安、抑うつ状態、身体症状が等価であることは、すでに述べた。ここに、病的恐怖も追加する。

内なる悪魔、内なる天使

フロイトは『自我とエス』の中で、以下のように語っている。

思い切って……こんな仮説を立ててもいいかもしれない。良心の源はエディプス・コンプレックスと緊密な関係にあり、そのエディプス・コンプレックスは無意識領域に属するがゆえに、罪悪感の大部分は通常は無意識下に留まっているという仮説である。仮に、普通の人間は自分で思うよりはるかに不道徳的であり、同時に自覚しているよりはるかに道徳的であるという逆説的な主張が持ち出されたとしても、前半部分は精神分析の所見に基づくものだから当然としても、精神分析は、その後半部分に対しても何ら異議は唱えないだろう。(18)

超自我の根源はエディプス・コンプレックスにあるというフロイトの主張は、子供は親との葛藤と競争の段階を経て発達しながら、親の価値観を取り込み、この価値観が良心（超自我、理想自我、スーパーエゴ）となるという考え方に端を発している。

親は発達段階におけるさまざまな否定的要因を代表してきたのに、それがどのようにして、理想的な父親は完全で善良なもののすべてを体現し、理想的な母親は優しく愛すべきもののすべてを体現するものとされるようになったのか、理解に苦しむところだ。完全そのものになった、善良そのものになったなどといわれても、とうてい納得はできない。

それよりも、「わたしは、自分が完全で善良であることを自分自身にも世間にも証明しなくてはならない」という考え方の方が理にかなっているのではないだろうか。文化、法律、宗教など、わたしたちを取り巻くすべてが理想の判断基準になる。それを管理するのは、親、教師、宗教的指導者だ。完全でありたい、善良でありたいという気持ちは、深刻な劣等感に起因する。

ＴＭＳ理論では、良心はエディプス・コンプレックスから生まれるのではなく、深刻な劣等感や、家庭・社会・文化の規範など、複数の要因から生まれるという考え方を前提としている。超自我の独裁的な命令は、自分が価値のある（完全で）善良な人間であることを自分自身と世間の双方に対して示すために発せられる。これは内なる天使である。一方、超自我の命令に激怒する子供の自己愛的部分を持ちつづける人格内には、内なる悪魔も存在する。それゆえ、フロイトがいうように、人間は無意識領域において自覚しているより良くもあり悪くもあるのだ。

超自我の根源がどこにあるにせよ、苛酷で独裁的なその心的役割に疑義をはさむ余地はない。ＴＭＳ理論では、これが中核自己を激怒させると考えている。中核自己は、幼稚で無責任な快楽志向の願望に支配されているからだ。

心因性の身体症状を理解する

強迫神経症で使う用語に関して、フロイトは次のように述べている。「何はさておき、心理的プロセスから身体的神経支配への飛躍、すなわち、ヒステリーの転換性障害は含めない。これについてはどうしても充分に解明することができない[19]」

フロイトが飛躍という言葉で言及している内容は、ＴＭＳモデルでは飛躍とはされない。ＴＭＳ理論は、感情には、フロイトのヒステリー性転換性障害患者に典型的に見られるようなあらゆる種類の生理反応を引き起こす力や、わたしたちが心身症と呼んでいるあらゆる身体症状を引き起こす力があることを認めている。仮にフロイトが、君たちには脳がどのようにしてその機能を果たしているのかわかっていないじゃないか（「ブラック・ボックス」）といったとしても、それは、すべての精神現象、心理現象についていえることだ。しかし、少なくともわたしたちには、脳の生理を大脳辺縁系、視床下部、自律神経系、免疫系と結びつけていいことは充分わかっている。つまり、もはや「ブラック・ボックス」を飛び越えて、心因性の身体症状を説明していいということである[20]。

哲学者であり精神分析医でもあるジョナサン・リアはこう語っている。「確かに、飛躍などできるはずがない。心と身体の間に橋も渡せないような深淵があるからではなく、未熟なレベルでは、身体はすなわち心だからである[21]」

大人の中には、未熟さを示す兆候が残っている。未熟さはプシケーの全体性と一致しないが、プシケーのきわめて重要な部分である。しかしながら、心身間に深淵などなく、飛躍する必要もないことを示す強力な証拠が見つかっている。キャンディス・パートを中心とする研究チームが、情動を司る脳の中枢と身体との間に情報ネットワークが存在することを証明したのである[22]。

境界性人格障害と呼ばれる疾患をもち、原因不明の発熱が続く患者について、ジョージ・マクニールが考察している。マクニールは、精神作用が大脳辺縁系と視床下部間の神経経路を刺激した結果、自律神経の「失調」と発熱を引き起こしたのではないかと考えた[23]。これは、本書の第二部でわたしが疼痛症候群について述べた内容に類似している。

フランツ・アレキサンダーの貢献

心身医学に関する医学文献はもっぱら精神分析医によるものだ。TMSとその等価疾患が、TMS理論の主張どおり、無意識領域での現象に起因するのであれば、これはきわめて望ましい状況である。無意識は、精神分析の訓練を受けた心理療法士が扱う領域だからだ。しかし、こうした治療者も、心身症患者の全体像を把握しているわけではなく、また、すべての心身症患者を診ることができるわけでもないという点で、心身症を研究するには不利な立場にある。その結果、心因性疾患の本質に関する彼らの理論は正確性を欠くことになる。

フロッシュ[24]がある事実を指摘している。シカゴ精神分析研究所の創立者であるフランツ・アレキサンダーとその同僚フレンチおよびポラックは、二〇世紀の心身医学分野に大きく貢献し、あと一歩で主流医学にその概念を認められるところまで来ていたという[25]。悲しいかな、しかし認められる運命にはなかったのである。

アレキサンダーは、非常に多くの疾患を自分の定義した心身症の範疇に入れたが、彼も彼の後継者も、本書のテーマであるもっともありふれた心身症である神経系・筋骨格系疾患には気づかなかった。

アレキサンダーはその著書の中で、転換性障害に相対するものとして、「植物神経症」という概念を発表した。これは現在心身症とされているものを指し、アレキサンダーの分類によれば、片頭痛、高血圧、甲状腺機能亢進症、心臓神経症、関節リウマチ、一般的な失神、胃十二指腸潰瘍、便秘、下痢、疲労状態、喘息などがこれに当たる。

彼は無意識下の特定の葛藤と特定の身体疾患とを結びつけて考えたが、転換性障害と本書の第二部で述べた心身症との区別はしていない。また、わたしと同じように、フロイトが転換性障害扱いした症状には、明らかに心身相関によるもの――すなわち、無意識下の葛藤によるもの――が多いことに気づいていた。

TMS理論は、この見解とほぼぴったり合致する。症状の原因たる無意識下のプロセスの本質、症状の目的、特異性の原理について、解釈が異なるだけだ。詳細に関する違いはあるものの、フロイトおよびアレキサンダーの業績には、TMS理論につながる要因、TMS理論を支持する要因がある。もっとも重要なのは、症状の原因が無意識下の現象にあるという概念だ。ただ、現代の理論家の中にはこの概念を否定する者もいる[26]。

アレキサンダー理論の主な見解とTMS理論を比較すると興味深い。

1．アレキサンダーは、生涯の早い時期に得た性格特性が心身症の展開に重要な役割を果たしていると信じていた。TMS理論は、特にその性格特性に完全で善良でありたいという欲求が含まれていれば、これにまったく異論はない。

2．アレキサンダーは、ストレスに満ちた生活上の出来事や状況が無意識下の心理プロセスを刺激し、その結果、症状が発症すると信じていた。TMS理論はこれと同意見だ。こうした出来事は自己愛的自己に対する苦痛を意味するために、内的な憤怒が発生するのである。

3．アレキサンダーの研究チームは、どの器官にどういう症状が出るかは構造的な決定要因によると考え、それを「X《エックス》」（未知要因）と呼んだ。

何千人という患者との臨床体験から得られた経験的証拠を基盤にして、TMS理論は、ひとつの心理的要因によって生じた症状が、ある器官やシステムから別の器官やシステムに移動することに気づいた。遺伝的・生化学的・生理的決定因子による証拠は何ひとつない。TMS理論は、生理的関与にはさまざまなレベルがあるとして、TMSやその等価疾患は関与の軽微なもの、自己免疫疾患、心血管系疾患、ガンの類は関与の深刻なものとしている。この重篤な疾患の発症に心理的要因が一役買っていることは充分考えられるが、どういう役割かはいまだ解明されていない。

なぜ脳は現在わかっているような発症部位や症状を選ぶのか。これは非常に興味深い問題だ。そのプロセスはTMSやその等価疾患を観察する中で推測するしかない。

医学史を専門とするエドワード・ショーターはこの問題について説得力のある仮説を展開し、誰でも無意識のうちに現在流行中で、医学界から本物の身体疾患だと認められている疾患を選んでいると結論した[27]。これは「社会的感染」といえるかもしれない。わたしは、症状の選択に関するこの意見に同意する。

驚くような例をふたつ挙げよう。アメリカ国内で、痛みによって身体に不自由が生じる疾患として高率を占めるのは以下のとおりである。

1. 腰、首、肩、手足に出る疼痛症候群――TMS
2. 反復性ストレス障害（RSI）症候群――これもTMS

この二群の疾患に苦しむ人の数は膨大だが、心身症と診断されることはまずない。患者は非心理的な構造診断を好み、種々の分野の治療家はすぐにもその期待に答えてくれる。蔓延が生じるのに、これ以上の舞台はない。

胃十二指腸潰瘍は強力な薬剤を使うことによって治癒するようになったが、ある症状の治療が成功すれば、プシケーは別の部位を探すだけだ。これは観察すれば簡単にわかることで、代わりに選択される部位はたいてい同じカテゴリーに属するものである。たとえば、胃痛が治ると、腰痛、頚部痛、頭痛が出る。TMSのカテゴリー内での移動も多く、腰痛から頚部痛へ、その後、膝痛から肩痛へ、といった具合に移動する。

カテゴリーの選択――すなわち、TMSとその等価疾患を選ぶのか、あるいは、自己免疫疾患、重篤な心血管系疾患、ガンを選ぶのか――は、心理状態の重症度に左右されるとわたしは考えている。激しい感情であれば、それだけ深く抑圧され、それが疾患選択の要因になる可能性は充分ある。

最後に、たとえば過食症や拒食症から腰痛へという具合に、重い心身症から軽い心身症へ移行した患者が大勢いることを付け加えておく。これは心理状態が改善し、強烈な症状でなくても注意をそらせるようになったからだとわたしは解釈している。繰り返すが、心理状態の重症度こそ、症状選択の決定要因である。

アレキサンダーはフロイトを超え、植物神経症の原因は葛藤であり、したがって精神分析志向の治療法に敏感に反応すると考えた。

アレキサンダーの見解に一致するTMS理論とその治療プログラムは、そうした症状が治療可能であることを証明してきた。そして、重大な葛藤は、暴君的で横暴な超自我と、それに抗議する自己愛的な自己との間に発生すると主張している。

ハインツ・コフート

TMSの臨床経験に基づく心因論および心身論は、概念的にも歴史的にもフロイトとアレキサンダーを超えたが、理論形成については、ハインツ・コフートの自己心理学の概念にも依拠している。コフートは著名な精神分析医で、七〇年代、八〇年代に数多くの著作を発表している。(28)

そもそも、特定の性格特性が心身疾患の発症に重要な役割を果たしているのは明らかだった。完全でありたい、善良でありたいという衝動を超自我が刺激するのである。問題は、こうした性格特性と身体症状とを結ぶものは何か、だ。コフートの自己愛憤怒に関する理論がその空隙《くうげき》を埋めた。

コフートが創始した理論体系は、現在自己心理学と呼ばれている。自己心理学の基盤にあるのは、情緒が正常に成長し発達するには、ある発達過程が不可欠で、それは幼少期にあるとする考え方だ。幼少期、子供は母親（自己心理学の用語では自己対象という）からさまざまな反応を受け取る。もっとも望ましい状況では、子供の自己は感心され、肯定され、誉められ、尊敬される。この経験は誇大自己の鏡映と呼ばれる。なだめられ慰められる経験は、強力な親たる人物を融合する感覚から得られ、このとき、母親と似ているという感覚が強まって安心感が生まれる。これは双子関係と呼ばれるが、この経験が健全な自己の発達にさらに寄与するのである。

コフートは、精神病理学の基盤にあるのは〝自己の構造上の欠陥、自己の歪み、自己の弱点〟であり、これらが生じる原因は母子間の不一致だと主張する。母親に心理的問題がある場合は、母親がこの不一致を助長しているのは明らかだが、母親は、文化的・社会的規範に縛られてそうしている場合もある。子供の側から不一致が促されるのは、遺伝的要因が根底にある場合だ。

心理的欲求が充分に満たされていない子供は問題を抱えたまま大人になる。そうした問題のひとつが、自己愛憤怒を特徴とする自己愛的人格障害と呼ばれるものだ。

この理論が示す衝動モデルは、怒りは自らの欠陥から生じるとする古典的な精神病理学の衝動モデルとはまったく異なっている。ゆえに、コフートによれば、治療はいわば自己愛の傷を癒す方法で行なわなければならない。無意識下で進行中の問題に患者を直面させるようなことはしてはいけない。葛藤をあばくのではなく、癒すのである。

こういう治療の結果は大人にどういう形で現れるのか。また、特に、ＴＭＳとはどう結びつくのか。

コフートの理論によると、自己愛には自己愛の発達過程がある。幼少期およびその後続段階で充分な養育を受けると、正常に自己愛的で、正常に成熟し、まとまりのある、健全な大人の自己に成長する。病的状態になるのは、欠陥のある自己がわけもなく傷つき、それゆえ、憤怒がいつまでも続くという状態になったときだ。自己心理学理論では、憤怒は自己愛が傷ついた結果生じる〝崩壊産物〟であり、身体症状は憤怒が身体に現れたものだとしている。

ＴＭＳ理論では、憤怒は自己愛が傷ついた結果どんな人にも残っている子供の部分が正常に反応して生じるものだとしている。誰でも激怒すると、頭では何とかして論理的にその言い訳をしなくてはならないと考える。いくら傷ついたからといって、そのように未熟で極端な反応を示したことを認めるのは耐えがたいと思うからだ。しかし、憤怒は、自分の中に残っている子供にとっては正常な反応だと認めなくてはならない。

心身症を完全に説明するために、ＴＭＳ理論には自己愛憤怒の概念が必要だった。が、心身相関を説明するＴＭＳ理論はこれをさらに推し進め、自己愛と自己愛憤怒は普遍的なものだとするに至った。観察によって、心身症は老若男女を問わずごく普通の人々にあまねく認められるものだということが明らかになったからだ。ここに、身体《ソーマ》から精神《プシケー》へという反対方向の推論が成り立つ。心身症は無意識下の憤怒から注意をそらすために発生するものであり、誰にも心身症があるとしたら、無意識下の憤怒は誰にも発生しているに違いない。この推論は正しいとわたしは信じている。そして、この根本的な事実に関する情報が欠如しているがために、現代社会には痛みが蔓延し、その他多種多様の疾患が発生しているといっているのである。

スタンリー・コーエン

コロンビア大学の精神分析医スタンリー・コーエンには負うところが大きい。彼は、TMSの症状は不安に相当するものではなく、回避プロセスの表出ではないかと提言してくれた。この見解は、TMSを概念化する上で非常に重要な意味をもっていた。一挙に身体症状の目的を突きとめられただけでなく、なぜ患者が認知‐分析療法で〝治癒〟するのか、その理由も見きわめることができた。身体症状は患者を動転させ、患者の注意を心から身体へそらして、抑圧を順調に進める手助けをする。抑圧は、恐ろしい憤怒の外面化を避けるために必要となる重要なプロセスだ。わたしの治療プログラムはこの抑圧を隠す覆いを吹き飛ばし、抑圧の効果をゼロにする。無意識下の憤怒の存在に気づいてしまえば、患者は注意をそらす必要がなくなる。となると、次の疑問が湧くはずだ。

無意識下のものを意識化できるのか

これはかなり重要な論点で、治療方法に関する疑問というだけでなく、心身症の病態生理に関係のある問題でもある。

——グレイム・テイラー

カナダの精神分析医グレイム・テイラーは、その著書『心身医学と現代の精神分析 *Psychosomatic Medicine and Contemporary Psychoanalysis*』の中でこう語っている。「臨床所見の中にも、夢が無意識下の心だけに煽られて発生するのではないことを示すものがある。仮に無意識下の心だけに煽られて発生するとしたら、精神分析や精神分析的な心理療法は無意識下にあるものを意識化するのだから、見る夢の数を減らせるだろう。しかし、いくら洞察しても、見る夢の数が減ることはない(29)」［強調はサーノ］

この見解には重要な誤解がある。どれほど洞察しても、無意識下にあるものを意識化することはできない。ただ抑圧された感情の存在に気づかせることができるだけだ。抑圧された憤怒によって生じた心身症を長年診断し治療してきたが、無意識下の感情が意識上に噴出したケースはたった一例しかない（15〜19頁参照）。わたしとチームを組んでいる心理療法士たちも、そういうことは稀にしかないという。しかし、だからといって、もう感情は発生させていないということにもならないし、感情を抑圧していないということにもならない。強烈で恐ろしい感情は常に発生を繰り返して増えつづけ、抑圧されつづけている。

もちろん、洞察しても見る夢の数は減らない。洞察によって無意識下にあるものを意識化することはできないからだ。抑圧はきわめて効果的な作用で、だからこそ気分障害や心身症が蔓延しているのである。そうした症状が出たということは、抑圧が成功したということだ。

しかしながら、抑圧された感情は意識上に浮上しようとしないわけではない。ここに心身相関プロセスの本質がある。意識上に浮上しようとするこの衝動、抑圧されているものが正体をあばかれ意識上に表出するというこの脅威があるために、注意をそらさざるをえなくなって、身体症状や気分障害が引き起こされるのだ。

リアはこの衝動を「表出への憧憬《あこがれ》」あるいは「思考と感情の意識的な統合」と表現している(30)。この表現が用いられているのは、フロイトやブロイアーがカタルシスと呼んだものは本当にカタルシスなのか、そうではなくて思考と感情を統合しようとする試みなのではないか、というくだりであり、リアはこの両者を精神力学的に大きく異なるものだと考えていた。そして、治癒をもたらすのは感情の発散ではなく、感情の認識だとした。これはまさしく、治療に成功したＴＭＳ患者の大部分に最初から認められていたことだ。

大半のＴＭＳ患者にとって、症状を消すには、自分の症状が心理的要因によって引き起こされたものだと認識し、原因になっている主な心理的要因を列挙するだけで充分だ。〃カタルシス〃を体験するのではない。情報を得るのである。すでに述べたとおり、強力に抑圧された感情はそうそう意識上に浮上してきたりはしない。精神分析を使った心理療法では、たっぷり時間をかけて過去に抑圧された感情を患者に体験させることもあるだろうが、やはり何段階もの防衛機制が働いて、それを妨害しているのではないだろうか。

ここは、心身相関に関して別の立場を取る理論を徹底的に論じる場ではない。しかし、TMS理論の正当性に関係することなので、そのひとつに簡単に触れておきたいと思う。

テイラーの以下の発言は、TMSの理論的基盤を簡潔に伝えている。「疾病に関する伝統的な精神身体モデルは、ストレスに満ちた周囲の出来事や精神内部の葛藤がある精神状態を引き起こし、それが生理機能を変えるために、身体機能や身体構造に病的変化が発生するというものだ。この一元的なモデルでは、ある日常体験に対して生じた心理的反応と生理的反応とは偶然に結びついたものであり、関わっている神経系のプロセスは同一だとされている」[31] つづいてテイラーはこのモデルを否定的に論じ、自分の支持する新たなモデルを紹介する。

TMSは上記の一元的なモデルどおりに展開する。別のモデルは必要ない。TMS理論に基づいた治療は、主に認識を基盤として、ときには共感を込めた関心を示すことで、一貫して成功を収めている。これは、フロイトの治療法でヒステリー患者の治療に成功したのと同列に考えられる。TMS理論に代わる理論が必要だとは考えられない。

テイラーの新しいモデルの核心にあるのは、心理社会的現象と外的な刺激は身体を直接変化させることができるので、もっぱら心に衝撃を加えて変化させようとする必要はない、という考え方のようだ。これを基盤に、一般的なシステム理論やバイオフィードバック、自己調節とその失調に関する概念などを使った複雑な構造を仮定して、健康や病気に関する現象を説明している。

テイラーがその一例として引用している研究(32)は心筋梗塞を患いながら生き永らえた男性の寿命を調査したもので、社会と良好に関わっていた男性の寿命は、社会から孤立していた男性の寿命に比べて有意に長いと報告している。

しかし、この引用がどう新しいモデルを支持するというのだろう。いかにも旧来のモデルは、肯定的・否定的な生活体験が身体の機能にどう影響するのか、いまだその詳細をすべて解明したわけではない。しかし、その点は、新しいモデルも同様だ。TMSの機序を知ることによって、ある種の心身症の発症プロセスを明確に説明できるようになる。説明するのに、精神生物学的失調の概念は必要ない。

新しい理論の中には、二元的なプロセスが作用しているのではないかと提言するものがある。心理的な支えとなる現象は同時に心と身体に良い影響を与えられるとし、あるいは逆に、幼少期に心理的に恵まれずに育つと、大人になってもある種の精神的欠陥を抱えるが、それだけではなく、身体的に〝失調〟した状態にもなるとする。こういう考え方があるために、心身症は標的となった器官が直接的な影響を受けて発症するのであって、脳の采配によるものではないという結論が出てくるのである。

もしこれが正しいとしたら、TMSの治療結果を説明できなくなる。症状の消失は、まさに脳の采配によって実現するからだ。事実を認識する——その結果、痛みが消えるのである。

テイラーは自分の患者の症例をひとつ紹介しているが、これには教えられることが多々ある。患者は離婚歴のある四二歳の女性で、さまざまな心身症が出ていた。自活していて、年老いた母が何くれとなく頼みごとをしてくるようになっても、公的な援助はほとんど受けていなかった。テイラーは行動療法による治療を開始したが、患者には、今の症状は母親との状況に関係していると説明した。テイラーは自らを自己対象として、調節機能の役割を果たしつづけた。彼が治療関係を終了しようとすると、患者にはベル麻痺（顔面神経麻痺）が現れるようになった。

この症例をわたしが解説すると、患者は母親の罠にかかったこと、配偶者を失ったこと（離婚）、公的援助がないことにひどく腹を立てていた、となる。テイラーは魅力的な医師に違いない。彼は患者の治療に合意することによって、患者が公私にわたる問題に対して抱いていた憤怒を鎮めた。筋肉をリラックスさせる治療法を選択し、患者が真相を知ることができるようにと、症状は母親との関係に対する内的葛藤と結びついていると説明した。テイラーが他の治療法を選択していても、結果に違いはなかったろう。なぜなら、この医師は患者を支え、関心を示し、憤怒を鎮めたからだ。それどころか、ひょっとしたらコフートのいう共感を込めた支援のすべてを患者に与えていたことになるのではないか。それゆえに、最初の症状は軽減した。

ところが、そこでテイラーは患者から手を引いた！　これ以上の打撃があるだろうか。患者の憤怒は「危険な」レベルに達した。すなわち、抑圧を逃れて今にも意識上に噴出しそうなレベルに達した。何が許しがたいといって、自分を助けてくれたこの善良な医師に対して怒りをぶつけることほど許しがたいことはない（無意識が彼女にそう語りかける）。そこでプシケーは、彼女の注意をそらすために自分のすべきことをした。右の第七脳神経に単発神経障害を発症させたのである。これは、TMSの特徴である心身メカニズム、つまり、自律神経が介在した局部的な虚血によるものと考えてほぼ間違いない。TMSは神経に発症する可能性もあり、わたしはベル麻痺もそうした単発神経障害のひとつだと考えている。

テイラーの症例は、TMSがどう展開するかを如実に示す好例だ。コフートのいう自己対象の意味は心に留めておくべきだが、「調節機能」の話は必要ないことも示唆している。テイラーは患者を調節したのではない。患者に情報を与え、関心を示したのだ。

テイラーの症例に見られる精神力学的出来事をまとめると、性格特性と生活状況が結びついて自己愛憤怒を発生させ、この自己愛憤怒が増大したために身体症状の発症が命じられた、となる。ここで患者は初めてテイラーの診察を受けた。テイラーは患者を治療し、症状が軽減すると、患者から手を引いたのである。

この症例によって、患者が憤怒の原因を見きわめられるように手助けすること――TMS治療の基本原則――が治療上いかに重要であるかを確認できる。テイラーは患者に母親との関係における葛藤が症状の原因であることを伝えた（ついでながら、患者の症状はどれもTMSの典型的な症状だった）。また、コフートのいう共感も惜しみなく与えた。この症例では、テイラーの共感にこそ、もっとも重要な治療効果があったのかもしれない。わたしの臨床経験でいえば、真相を見抜く洞察力がもっとも重要だと思われる。これは、わたしの著書を読んだだけで〝治癒〟してしまった患者が数多くいるという事実にとりわけはっきり現れている。

テイラーは心身症の新たなモデルを提案したが、新たなモデルを求める気持ちには、ひとつは、現代医学が心身症を解明できず治療にも成功していないという事実が、今ひとつは、〝科学的とされるもの〟の仲間入りを果たしたいという抑えがたい欲求が反映されているように思う。精神分析が精神科医の支持を失い始め、心身相関関係の論理的基盤として認められなくなったために、新たに別の理論が求められるようになった。そして、当然ながら、それは〝ハード・サイエンス〟に受け入れられる理論でなくてはならなかった。こうして生まれたのが、〝精神の構造的欠陥〟あるいは神経の構造的欠陥という概念だ。こうした欠陥は、失感情症と診断された患者に認められるとされている。

失感情症という診断名は、自分の感情を言葉で表現することができない患者や感情を認識することすらできない患者に用いられてきた。しかし、心身医学の研究者ネミアは、失感情症はそれとはまったく別個の疾患で、すでに述べたとおり、脳の構造的欠陥に関係があるのではないかと提言している(33)。

わたしはマクドゥーガルの見解に同感だ。マクドゥーガルは、失感情症患者に見られる行動は恐ろしい感情に対する防衛機制だと考えている(34)。心理療法に委ねられるTMS患者にも、しばしば同じ行動が認められる。どの患者も身体に痛みがあり、典型的な心身症ではあるが、マクドゥーガルが示唆するとおり、自分の問題の原因が心にあることに気づいてはいない。これは、患者がその原因論を強く否定するということであり、現状では新しい心理的診断を下す根拠が得られないという意味である。

I・M・レッサーおよびB・Z・レッサーは、失感情症のような理論上の概念に実質を与えることに対して警告を発している[35]。

わたしは純〝一元的〟心身相関理論がこれまで発展する機会に恵まれなかった事実を思わずにはいられない。アレキサンダーが道を開きかけたが、後継者がいなかった。

精神分析医の多くは、すでに触れたような劣等感に苛まれながら研究に打ち込んでいる。また、自分の見解を実験ではなく経験を基盤に説明せざるをえないという状況にあるため、できるだけ〝科学的〟な響きのある理論を熱心に受け入れようとする。本書に著した心身相関理論について、その診断および治療に関する理論的根拠を説明するのに、サイバネティックス（人工頭脳学）の流れを汲む概念は必要ない。それに、ＴＭＳ理論は厳しい試練をくぐり抜け、こうして現在に至っている。ゆえに、本理論は正しいに違いない。

感情の領域も、感情が原因で生じる症候群の領域も、相変わらず神秘に包まれたままである。この状況が変わるのは、脳がもっとも基本的なレベルでどう機能しているのかを解明できたときだろう。物理学、化学、サイバネティックスには、この神秘を解き明かすことはできないだろう。新たな認識論が必要なのかもしれない。ともあれ、それまでは、入念な観察を怠ることなく、科学者としての誠実さと責任感に従って行動することで良しとするしかない。

監訳者あとがき

本書は、ニューヨーク大学医学部のジョン・E・サーノ教授による *The Mindbody Prescription* の全訳であり、いわゆるTMS理論三部作の最後の作品である。

サーノがTMS理論を発表したのは、一九八四年に著した *Mind Over Back Pain* が最初だった。しかし、世間はこの理論をすぐに受け入れたわけではない。腰痛をはじめとする筋骨格系疾患は、身体的要因ではなく心理的要因によって生じたものであり、その特効薬は正しい情報であるという主張は、当時の常識から見てあまりにも奇抜すぎたのだ。

ところが一九九一年、*Healing Back Pain*（邦題『サーノ博士のヒーリング・バックペイン』）の発刊によって状況は一変する。この本によって長年の痛みから解放された読者が数十万人も現れたのだ。この現象に興味を示したマスメディアが大きく取り上げたこともあって、*Healing Back Pain* は一躍大ベストセラーとなってしまった。

これは一時的なブームにすぎないのだろうか。これまで数々の素晴らしい治療法が現れては消えていったが、こうしたものと同じなのだろうか。いや、それはちがう。実は、医学界では今、腰痛概念の劇的な転換が始まっているのだ。

一九九〇年代初頭、医学界にEBM（Evidence-Based Medicine 根拠に基づく医療）という概念が誕生し、ほどなく整形外科領域にも導入された。この背景には、従来の診断法や治療法の有効性は科学的に検証されていないことに加え、医療費の高騰が国家財政を圧迫しているという深刻な現実がある。こうした背景のもと、米国と英国が「腰痛診療ガイドライン」をまとめたのは、EBMの重要性を示す象徴的な出来事といえる。

紙面の都合もあるので詳細は割愛するが、ここでEBMの導入によって明らかになった事実をいくつか紹介しておこう。

(1) 従来の画像診断による疾患分類（診断名）は、臨床所見と一致しないためにほとんど役立たない。

(2) 従来の治療法の中で、科学的に効果が証明されているものはほとんどない。

(3) 物の持ち上げ方、椅子や机の高さ、コルセット、ランバーサポートなどの人間工学的アプローチは、腰痛疾患には役立たない。

(4) 過去一〇〇年間、医学は「生物学的損傷」として腰痛の診断と治療を行なってきたが、こうしたアプローチはすべて失敗に終わった。

(5) 腰痛疾患は心理社会的要因が深く関与しているため、その病態把握は「生物学的損傷」から

「生物・心理・社会的疼痛症候群」へと変更する必要がある。

(6) 安静臥床や活動制限の排除、不安や恐怖心の除去、共感や励ましといった、治療者側の積極的対応が治療成績を向上させる。

(7) 腰痛に対する患者の否定的考え方を是正する情報提供は、回復を促進させることができる。

ここに挙げた内容は、すでに世界の研究者の間でコンセンサスが得られているものばかりである。本書の中でサーノは、「TMS理論は厳しい試練をくぐり抜け、こうして現在に至っている。ゆえに、本理論は正しいに違いない」と述べている。しかし、もはや正しいとか誤りであるとかの議論はまったく意味をなさない。なぜなら、TMS理論の正当性は、世界中の研究者がことごとく証明してくれているからだ。

さて本書では、筋骨格系疾患のみならず、さまざまな心身症や気分障害もTMSの類似疾患として触れている。この点については、意見の分かれるところかもしれない。ところが、TMS理論を導入してみればわかることだが、不思議なことに、痛みよりも先に心身症が改善する例をよく見かける。だからといって、現時点でサーノの主張が正しいとは断言できない。このような事実は状況証拠でしかなく、何よりもエビデンスが不足している。EBMの観点からの研究が待たれるところである。どんな病気でもそうだが、治療法の選択権は、治療者側にあるのではなく、あくまでも患者側にある。これはTMS治療プログラムにもいえることで、他人に強要されてまで行なう必要性はどこにもない。

ただし、筋骨格系疾患に限っていえば、このＴＭＳ理論という新たなアプローチは、従来の科学的根拠のない治療を続けるよりも、改善率が高いという事実だけは付け加えておきたい。あとは読者の方々の判断にお任せする。

最後に、有能なスタッフであるＴＭＳジャパン副代表の工藤晶代と秘書の杉本純子には心からお礼を述べたい。また、翻訳を担当してくださった翻訳家の浅田仁子さん、編集を担当してくださった春秋社編集部の鹿子木大士郎さんにも感謝の意を捧げるものである。

長谷川　淳史

文献案内

Abbey, S. E., and Garfinkel, P. E. "Neurasthenia and chronic fatigue syndrome: the role of culture in the making of a diagnosis." *American Journal of Psychiatry* 148 (1991): 1638–1641.

Alexander, F. *Psychosomatic Medicine*. New York: W. W. Norton, 1950.（フランツ・アレキサンダー『心身医学』学樹書院、1997）

Alexander, F., French, T. M., and Pollock, G. H. *Psychosomatic Specificity*. Chicago: University of Chicago Press, 1968.

Beecher, H. K. "Pain in men wounded in battle." *Annals of Surgery* 123 (1946): 96–105.

Bengtsson, A., and Bengtsson, M. "Regional sympathetic blockade in primary fibromyalgia." *Pain* 33 (1988): 161–167.

Benson, H. *Timeless Healing*. New York: Scribner, 1996.（ベンソン『リメンバー・ウェルネス：医学がとらえた癒しの法則』翔泳社、1997）

Bettelheim, B., "Freud and the soul." *The New Yorker*, March 1, 1982.

Bigos, S. J., et al. "A prospective study of work perceptions and psychosocial factors affecting the report of back injury." *Spine* 16 (1991): 1–6.

Blumer, D., and Heilbronn, M. "Chronic pain as a variant of depressive illness." *Journal of Nervous and Mental Disease* 170 (1982): 381–406.

Bowen, C. D. *The Most Dangerous Man in America*. Boston: Little, Brown, 1974.

Bozzao, A., et al. "Lumbar disk herniation: MR imaging assessment of natural history in patients treated without surgery." *Radiology* 185 (1992): 135–141.

Cannito, M. P. "Emotional considerations in spasmodic dysphonia: psychometric quantification." *Journal of Communicative Disorders* 24 (1991): 313–329.

Chopra, D. *Quantum Healing*. New York: Bantam Books, 1989.（チョプラ『クォンタム・ヒーリング：心身医学の最前線を探る』春秋社、1990）

Coen, S. J. *Between Author and Reader*. New York: Columbia University Press, 1994.

Cousins, N. *Anatomy of an Illness*. New York: W. W. Norton, 1979.

（カズンズ『笑いと治癒力』岩波書店、1996）

Deyo, R. A. "Fads in the treatment of low back pain." *New England Journal of Medicine*. 325 (1991): 1039–1040.

Deyo, R. A., Loeser, J. D., and Bigos, S. T. "Herniated lumbar intervertebral disk." *Annals of Internal Medicine* 112 (1990): 598–603.

Deyo, R. A. "Practice variations, treatment fads, rising disability." *Spine* 18 (1993): 2153–2162.

Diagnostic and Statistical Manual of Mental Disorders, Fourth Edition. Washington, DC: American Psychiatric Association, 1994. （アメリカ精神医学学会『DSM-IV-TR 精神疾患の診断・統計マニュアル第四版』2000年発行の改訂版：医学書院）

Duffy, J. R. *Motor Speech Disorders*. St. Louis: Mosby Year Book, 1995.

Edelman, G. M. *Bright Air, Brilliant Fire*. New York: Basic Books, 1992.（エーデルマン『脳から心へ：心の進化の生物学』新曜社、1995）

Eisenberg, D. M., et al. "Unconventional medicine in the United States." *New England Journal of Medicine* 328 (1993): 246–252.

Epstein, A. *Mind, Fantasy and Healing*. New York: Delacorte Press, 1994.

Esterling, B. A., et al. "Emotional disclosure through writing or speaking modulates latent Epstein–Barr virus antibody titers." *Journal of Consulting and Clinical Psychology* 62 (1994): 130–140.

Fassbender, H. G., and Wegner, K. "Morphologie and pathogenese des weichteilrheumatismus." *Z. Rheumaforsch* 32 (1973): 355–360.

Fassbender, H. G. *Pathology of Rheumatic Diseases*. New York: Springer, 1985.

Fernandez, E., and Turk, D. C. "The scope and significance of anger in the experience of chronic pain." *Pain* 61 (1995): 165–175.

Flor, H., Turk, D. C., and Birbaumer, N. "Assessment of stress related psychophysiological reactions in chronic back pain patients." *Journal of Consulting and Clinical Psychology* 53 (1985): 354–364.

Fordyce, W. E. *Behavioral Methods for Chronic Pain and Illness*. St. Louis: C. V. Mosby, 1976.

Fox, A. J., et al. "Myelographic cervical nerve root deformities." *Radiology* 116 (1975): 355–361.

Freud, Sigmund. *The Complete Psychological Works of Sigmund Freud*. Standard Edition. 24 vols. London: Hogarth Press, 1953-1961.

Friedman, M., and Rosenman, R. *Type A Behavior and Your Heart*. New York: Knopf, 1984. (フリードマン+ローゼンマン『タイプA性格と心臓病』創元社、1993)

Frieman, B. G., Albert, T. J., and Fenlin, J. M. "Rotator cuff disease: a review of diagnosis, pathophysiology, and current trends in treatment." *Archives of Physical Medicine and Rehabilitation* 75 (1994): 604-609.

Frosch, J. *Psychodynamic Psychiatry*. Madison, CT: International Universities Press, 1990.

Gay, P. *Freud: A Life for Our Time*. New York: W. W. Norton, 1988. (ピーター・ゲイ『フロイト(1)』みすず書房、1997)

Gaylin, W. *The Rage Within*. New York: Simon & Schuster, 1984.

Goldenberg, D. L. "Fibromyalgia, chronic fatigue syndrome, and myofascial pain syndrome." *Current Opinion in Rheumatology* 5 (1993): 199-208.

Gore, R. D., Sepic, M. S., and Gardner, G. M. "Roentgenographic findings of the cervical spine in asymptomatic people." *Spine* 11 (1986): 521-524.

Gould, S. J. "This view of life." *Natural History*, June 1986.

Gould, S. J. "This view of life." *Natural History*, January 1991.

Grady, D. "In one country, chronic whiplash is uncompensated (and unknown)." *New York Times*, May 7, 1996 (Section C3).

Haldane, J. B. S. *Possible Worlds and Other Essays*. London: Chatto & Windus, 1927.

Heilbroner, D. "Repetitive stress injury." *Working Woman*, February 1993, pp. 61-65.

Henriksson, K. G., and Bengtsson, A. "Fibromyalgia: a clinical entity?" *Canadian Journal of Physiological Pharmacology* 69 (1991): 672-677.

Holmes, T. H., and Rahe, R. H. "The Social Readjustment Rating Scale." *Journal of Psychosomatic Research* 11 (1967): 213-218.

Jensen, M. C., et al. "Magnetic resonance imaging of the lumbar spine in people without back pain." *New England Journal of Medicine*

331 (1994): 69–73.

Klein, L. M., Lavker, R. M., Matis, W. L., and Murphy, G. E. "Degranulation of human mast cells induces an endothelial antigen central to leukocyte adhesion." *Proceedings of the National Academy of Sciences* 86 (1989): 8972–8976.

Kohut, H. *The Analysis of the Self*. New York: International Universities Press, 1971. (コフート『自己の分析』みすず書房、1994)

Kohut, H., and Wolf, E. "The disorders of the self and their treatment." *International Journal of Psychoanalysis* 59 (1978): 413–425.

Lalli, A. F. "Urographic contrast media reactions and anxiety." *Radiology* 112 (1974): 267–271.

Larsson, S. E., et al. "Chronic pain after soft tissue injury of the cervical spine: trapezius muscle blood flow and electromyography at static loads and fatigue." *Pain* 57 (1994): 173–180.

Lear, J. *Love and Its Place in Nature: A Philosophical Interpretation of Freudian Psychoanalysis*. New York: Farrar, Strauss and Giroux, 1990.

LeShan, L. *You Can Fight For Your Life*. New York: Evans, 1977.

Lesser, I. M., and Lesser, B. Z. "Alexithymia: Examining the development of a psychological concept." *American Journal of Psychiatry* 140 (1983): 1305–1308.

Lipowski, Z. J. "Somatization: the concept and its clinical application." *American Journal of Psychiatry* 145 (1988): 1358–1368.

Locke, S., and Colligan, D. *The Healer Within*. New York: E. P. Dutton, 1986. (ロック＋コリガン『内なる治癒力：こころと免疫をめぐる新しい医学』創元社、1990)

Ludlow, C. L., and Connor, N. P. "Dynamic aspects of phonatory control in spasmodic dysphonia." *Journal of Speech and Hearing Research* 30 (1987): 197–206.

Lund, N., Bengtsson, A., and Thorborg, P. "Muscle tissue oxygen pressure in primary fibromyalgia." *Scandinavian Journal of Rheumatology* 15 (1986): 165–173.

Magora, A., and Schwartz, A. "Relation between the low back pain syndrome and x-ray findings 1. Degenerative osteoarthritis." *Scandinavian Journal of Rehabilitation Medicine* 8 (1976): 115–125.

Magora, A., and Schwartz, A. "Relation between the low back pain

syndrome and x-ray findings 2. Transitional vertebra (mainly sacralization)." *Scandinavian Journal of Rehabilitation Medicine* 10 (1978): 135-145.

Magora, A., and Schwartz, A. "Relation between the low back pain syndrome and x-ray findings 3. Spina bifida occulta." *Scandinavian Journal of Rehabilitation Medicine* 12 (1980): 9-15.

Malmivaara, A., et al. "The treatment of acute low back pain——bed rest, exercise or ordinary activity?" *New England Journal of Medicine* 332 (1995): 351-355.

Mann, S. J. "Stress and hypertension——the role of unintegrated emotions: revival of a hypothesis." *Integrative Psychiatry* 8 (1992): 191-197.

Mann, S. J., and Delon, M. "Improved hypertension control after disclosure of decades-old trauma." *Psychosomatic Medicine* 57 (1995): 501-505.

Mann, S. J. "Severe paroxysmal hypertension: an automatic syndrome and its relationship to repressed emotions." *Psychosomatics* 37 (1996): 444-450.

McCain, G. A. "Fibromyalgia and myofascial pain syndromes." In Wall, P D., and Melzack, R., *Textbook of Pain* (3rd edition). Edinburgh and New York: Churchill Livingstone, 1994.（パトリック・ウォール『疼痛学序説』南江堂、2001）

McDougall, J. *Theaters of the Body*. New York: Norton, 1989.（マクドゥーガル『身体という劇場：心身症への精神分析的アプローチ』創元社、1996）

McNeil, G. N. Leighton, L. H., and Elkins, A. M. "Possible psychogenic fever of 103°F in a patient with borderline personality disorder." *American Journal of Psychiatry* 141 (1984): 896-897.

McRae, D. L. "Asymptomatic intervertebral disc protrusions." Acta *Radiologica* 46 (1965): 9-27.

Miller, H. C. "Stress prostatitis." *Urology* 32 (1988): 507-510.

Mixter, W. J., and Barr, J. S. "Rupture of the intervertebral disc with involvement of the spinal cord." *New England Journal of Medicine* 211 (1934): 210-214.

Mountz, J. M., et al. "Fibromyalgia in women." *Arthritis & Rheumatism* 38 (1995): 926-938.

Nachemson, A. L. "The lumbar spine: an orthopedic challenge." *Spine* 1 (1976): 59-71.

Nemiah, J. C. "Alexithymia: theoretical considerations." *Psychotherapy and Psychosomatics* 28 (1977): 199-206.

Ornish, D., et al. "Can lifestyle changes reverse coronary heart disease?" *The Lancet* 336 (1990): 129-133.

Pellegrino, M. J., et al. "Prevalence of mitral valve prolapse in primary fibromyalgia: a pilot investigation." *Archives of Physical Medicine and Rehabilitation* 70 (1989): 541-543.

Pelletier, K. R. *Mind as Healer, Mind as Slayer*. New York: Dell, 1977. (ペルティエ『心が生かし心が殺す：ストレスの心身医学』日本教文社、1998)

Pennebaker, J. W., Kiecolt - Glaser, J., and Glaser, R. "Disclosure of traumas and immune function: health implications for psychotherapy." *Journal of Consulting and Clinical Psychology* 56 (1988): 239-245.

Pert, C. B. *Molecules of Emotion*. New York: Scribner, 1997.

Quint, M. "Bane of insurers: new ailments." *New York Times*, Nov. 28, 1994 (Section D1).

Reichlin, S. "Neuroendocrine-immune interactions." *New England Journal of Medicine* 329 (1993): 1246-1253.

Reiser, M. F. *Mind, Brain, Body*. New York: Basic Books, 1984.

Rosomoff, H. L. *Do Herniated Discs Produce Pain? Advances in Pain Research and Therapy* (Vol. 9), edited by H. L. Fields et al. New York: Raven Press, 1985.

Rosomoff, H. L., and Rosomoff, R. S. "Nonsurgical aggressive treatment of lumbar spinal stenosis." *Spine* 1 (1987): 383-400.

Rossi, E. L. *The Psychobiology of Mind-Body Healing*. New York: Norton, 1986. (ロッシ『精神生物学［サイコバイオロジ］ー：心身のコミュニケーションと治癒の新理論』日本教文社、1999)

Saal, J. S., Saal, J. A., and Yurth, E. F. "Nonoperative management of herniated cervical intervertebral disc with radiculopathy." *Spine* 21 (1996): 1877-1883.

Sarno, J. E. "Psychogenic backache: the missing dimension." *Journal of Family Practice* 1 (1974): 8-12.

Sarno, J. E. "Chronic back pain and psychic conflict." *Scandinavian*

Journal of Rehabilitation Medicine 8 (1976): 143–153.

Sarno, J. E. "Psychosomatic backache." *Journal of Family Practice* 5 (1974): 353–357.

Sarno, J. E. "Etiology of neck and back pain: an autonomic myoneuralgia?" *Journal of Nervous and Mental Disease* 69 (1981): 55–59.

Sarno, J. E. "Therapeutic Exercise for Back Pain." In *Therapeutic Exercise* (4th edition), J. V. Basmajian, ed. Baltimore: Williams and Wilkins, 1984.

Sarno, J. E. *Mind Over Back Pain*. New York: William Morrow, 1984.

Sarno, J. E. "Psychosomatic back pain alias lumbar herniated disc pain." Unpublished manuscript.

Sarno, J. E. *Healing Back Pain*. New York: Warner Books, 1991.（サーノ『サーノ博士のヒーリング・バックペイン：腰痛・肩こりの原因と治療』春秋社、2000）

Schnall, P. L., et al. "The relationship between 'job strain,' workplace diastolic blood pressure, and left ventricular mass." *Journal of the American Medical Association* 263 (1990): 1929–1935.

Schrader, H., et al. "Natural evolution of late whiplash syndrome outside the medicolegal context." *Lancet* 347 (1996): 1207–1211.

Schwaber, E. "On the 'self' within the matrix of analytic theory: some clinical reflections and reconsiderations." *International Journal of Psychoanalysis* 60 (1979): 467–479.

Schwartz, J. M., et al. "Systematic change in cerebral glucose metabolic rate after successful behavior modification treatment of obsessive-compulsive disorder." *Archives of General Psychiatry* 53 (1996): 109–113.

Shorter, E. *From Paralysis to Fatigue: A History of Psychosomatic Illness in the Modern Era*. New York and Toronto: The Free Press, 1992.

Siegel, B. S. *Love, Medicine and Miracles*. New York: Harper & Row, 1986.（シーゲル『奇跡的治癒とはなにか：外科医が学んだ生還者たちの難病克服の秘訣』日本教文社、1988）

Simonton, O. C., Matthews-Simonton, S., and Creighton, J. L. *Getting Well Again*. New York: Bantam Books, 1981.（サイモントン他『がんのセルフ・コントロール：サイモントン療法の理論と実際』創元社、1982）

Smedslund, J. "How shall the concept of anger be defined?" *Theoreti-*

cal Psychology 3 (1992): 5–34.

Sorotzkin, B. "The quest for perfection: avoiding guilt or avoiding shame?" *Psychotherapy* 22 (1985): 564–570.

Sunderland, S. *Nerve Injuries and Their Repair: A Critical Appraisal*. Edinburgh: Churchill Livingstone, 1991.

Swanson, D. W. "Chronic pain as a third pathologic emotion." *American Journal of Psychiatry* 141 (1984): 210–214.

Taylor, G. J. *Psychosomatic Medicine and Contemporary Psychoanalysis.* Madison, CT: International Universities Press, 1987.

Thompson, J. M. "Tension myalgia as a diagnosis at the Mayo Clinic and its relationship to fibrositis, fibromyalgia, and myofascial pain syndrome." *Mayo Clinic Proceedings* 65 (1990): 1237–1248.

Turner, J. A., et al. "The importance of placebo effects in pain treatment and research." *Journal of the American Medical Association* 271 (1994): 1609–1614.

Unsigned editorial. "Autonomic function in mitral valve prolapse." *The Lancet*, Oct. 3, 1987: 773–774.

Walters, A. "Psychogenic regional pain alias hysterical pain." *Brain* 84 (1961): 1–18.

Weil, A. *Spontaneous Healing*. New York: Knopf, 1995. (ワイル『癒す心、治る力：自発的治癒とはなにか』角川書店、1998)

Wheeler, A. H. "Evolutionary mechanisms in chronic low back pain and rationale for treatment." *American Journal of Pain Management* 5 (1995): 62–66.

Wiesel, S. W., et al. "A study of computer-assisted tomography 1. The incidence of positive CAT scans in an asymptomatic group of patients." *Spine* 9 (1984): 549–551.

Wilberger, J. E., Jr., and Pang, D. "Syndrome of the incidental herniated lumbar disc." *Journal of Neurosurgery* 59 (1983): 137–141.

Witt, I., Vestergaard, A., and Rosenklint, A. "A comparative analysis of the lumbar spine in patients with and without lumbar pain." *Spine* 9 (1984): 298–300.

原 注

(1) S. Freud, *Complete Psychological Works* (London: Hogarth Press, 1953-1961), XX: 87-174.

(2) 前掲書 VII: 7-63.

(3) S. J. Coen, *Between Author and Reader* (New York: Columbia University Press, 1994).

(4) B. Bettelheim, "Freud and the Soul," in *The New Yorker*, March 1, 1982.

(5) C. B. Pert, *Molecules of Emotion* (New York: Scribner's, 1997); S. Reichlin, "Neuroendocrine-immune Interactions," in *New England Journal of Medicine* 329 (1993): 1246-1253.

(6) S. Freud, *Complete Psychological Works*, VII: 47.

(7) 前掲書 VII: 43.

(8) W. E. Fordyce, *Behavioral Methods for Chronic Pain and Illness* (St. Louis: C. V. Mosby, 1976).

(9) A. H. Wheeler, "Evolutionary Mechanisms in Chronic Low Back Pain and Rationale of Treatment," in *American Journal of Pain Management* 5 (1995): 62-66

(10) S. Freud, *Complete Psychological Works*, V: 569

(11) 前掲書 V: 619

(12) 前掲書 XIX: 48-59

(13) 同上

(14) H. Kohut, *The Analysis of the Self* (New York: International Universities Press, 1971). ハインツ・コフート『自己の分析』(みすず書房)

(15) S. Freud, *Complete Psychological Works*, XVIII: 20

(16) 前掲書 XVIII: 21

(17) 前掲書 V: 581-582

(18) 前掲書 XIX: 48-59

(19) 前掲書 X.

(20) C. B. Pert, *Molecules of Emotion*; S. Reichlin, "Neuroendocrine-immune Interactions."

(21) J. Lear, *Love and Its Place in Nature: A Philosophical Interpretation of Freudian Psychoanalysis* (New York: Farrar, Strauss and Giroux, 1990), 39.

(22) C. B. Pert, *Molecules of Emotion.*

(23) G. N. McNeil, L. H. Leighton, and A. M. Elkins, "Possible Psychogenic Fever of 103 F in a Patient with Borderline Personality Disorder," in *American Journal of Psychiatry* 141 (1984): 896-897

(24) J. Frosch, *Psychodynamic Psychiatry* (Madison, Conn.: International Universities Press, 1990).

(25) F. Alexander, *Psychosomatic Medicine* (New York: W. W. Norton, 1950). フランツ・アレキサンダー『心身医学』(学樹書院); F. Alexander, T. M. French and G. H. Pollock, *Psychosomatic Specificity* (University of Chicago Press, 1968).

(26) Z. J. Lipowski, "Somatization: The Concept and Its Clinical Application," in *American Journal of Psychiatry* 145 (1988): 1358-1368; M. F. Reiser, *Mind, Brain, Body* (New York: Basic Books, 1984); E. L. Rossi, *The Psychobiology of Mind-Body Healing* (New York: W. W. Norton, 1986). アーネスト・L・ロッシ『精神生物学(サイコバイオロジー):心身のコミュニケーションと治癒の新理論』(日本教文社)

(27) E. Shorter, *From Paralysis to Fatigue: A History of Psychosomatic Illness in the Modern Era* (New York: The Free Press, 1992).

(28) H. Kohut, *Analysis of the Self.* コフート『自己の分析』; H. Kohut and E. Wolf, "The disorders of the Self and Their Treatment," in *International Journal of Psychoanalysis* 59 (1978): 413-425.

(29) G. J. Taylor, *Psychosomatic Medicine and Contemporary Psychoanalysis* (Madison, Conn.: International Universities Press, 1987) 203.

(30) J. Lear, *Love and Its Place in Nature.*

(31) G. J. Taylor, *Psychosomatic Medicine and Contemporary Psychoanalysis.* 279.

(32) 前掲書 287.

(33) J. C. Nemiah, "Alexithymia: Theoretical Considerations," in *Psychotherapy and Psychosomatics* 28 (1977): 199-206.

(34) J. McDougall, *Theaters of the Body* (New York: W. W. Norton, 1989). ジョイス・マクドゥーガル『身体という劇場：心身症への精神分析的アプローチ』(創元社)

(35) I. M. Lesser and B. Z. Lesser, "Alexithymia: Examining the Development of a Psychological Concept," in *American Journal of Psychiatry* 140 (1983): 1305-1308.

❖著者・訳者紹介

ジョン・E・サーノ　John E. Sarno M. D.

ニューヨーク医科大学臨床リハビリテーション医学科教授。ニューヨーク大学医療センター附属ハワード・A・ラスク・リハビリテーション研究所所属医師。著書に *Mind Over Back Pain*（未訳）、*Healing Back Pain*（邦訳『サーノ博士のヒーリング・バックペイン』春秋社）などがある。

長谷川淳史（はせがわ・じゅんし）

1960年生まれ。北海道旭川市在住。TMSジャパン代表。EBM（根拠に基づく医療）に則した教育プログラム「TMSジャパン・メソッド」を開発し、全国各地でセミナーや講演などを行なっている。著書に『腰痛ガイドブック・CD付』『腰痛は〈怒り〉である』『腰痛は〈怒り〉である・CD付』（共に春秋社）、『腰痛は終わる！』（WAVE出版）、監訳書に『サーノ博士のヒーリング・バックペイン』『心はなぜ腰痛を選ぶのか』『TAOのセラピー』（共に春秋社）、共訳書に『代替医療ガイドブック』（春秋社）がある。ことに『腰痛は〈怒り〉である』は好評を博し、Amazonの医療3部門で35週連続第1位を記録。また、韓国と台湾でも翻訳出版されている。

TMSジャパン▶▶▶ www.tms-japan.org
E-メール▶▶▶ junshi@tms-japan.org

浅田仁子（あさだ・きみこ）

静岡県生まれ。お茶の水女子大学文教育学部文学部卒。社団法人日本海運集会所勤務、BABEL UNIVERSITY講師を経て、英日、仏日の翻訳者に。訳書に『サーノ博士のヒーリング・バックペイン』『RESOLVE』『タッピング入門』『ミルトン・エリクソン心理療法』（以上、春秋社）、『マッサージ・バイブル』（創元社）、『山刀で切り裂かれて』（アスコム）、『パクス・ガイアへの道』（日本教文社）、『幸せになれる脳をつくる』（実務教育出版）、『強迫性障害の認知行動療法』（監訳）、『セルフ・コンパッション［新装版］』（以上、金剛出版）などがある。

心はなぜ腰痛を選ぶのか
――サーノ博士の心身症治療プログラム

2003年10月20日　第1刷発行
2023年9月10日　第14刷発行

著　者　ジョン・E・サーノ
監訳者　長谷川淳史
訳　者　浅田仁子
発行者　小林公二
発行所　株式会社 春秋社
〒101-0021 東京都千代田区外神田2-18-6
電話　03-3255-9611（営業）
03-3255-9614（編集）
振替　00180-6-24861
装　丁　高木達樹
印刷所　港北メディアサービス株式会社
製本所　ナショナル製本協同組合

Printed in Japan
ISBN4-393-71353-2
https://www.shunjusha.co.jp/

定価はカバー等に表示してあります。